Matthias Schmiedberger

# ALLES FLEISCH IST GRAS

## Eine Streitschrift gegen den veganen Moralismus

Leopold Stocker Verlag
Graz – Stuttgart

Umschlaggestaltung: DSR Werbeagentur Rypka GmbH, 8143 Dobl, www.rypka.at

Alle Fotos im Innenteil des Buches wurden dem Verlag freundlicherweise vom Autor zur Verfügung gestellt, sofern nicht direkt beim Foto anders angegeben.

Die in diesem Buch verwendeten Personenbezeichnungen beziehen sich immer gleichermaßen auf weibliche und männliche Personen. Auf eine Doppelnennung und gegenderte Bezeichnungen wird zugunsten einer besseren Lesbarkeit verzichtet.

Bibliografische Information der Deutschen Nationalbibliothek
Die Deutsche Nationalbibliothek verzeichnet diese Publikation in der Deutschen Nationalbibliographie; detaillierte bibliographische Daten sind im Internet über http://dnb.d-nb.de abrufbar.

Hinweis:
Dieses Buch wurde auf chlorfrei gebleichtem Papier gedruckt. Die zum Schutz vor Verschmutzung verwendete Einschweißfolie ist aus Polyethylen chlor- und schwefelfrei hergestellt. Diese umweltfreundliche Folie verhält sich grundwasserneutral, ist voll recyclingfähig und verbrennt in Müllverbrennungsanlagen völlig ungiftig.

Auf Wunsch senden wir Ihnen gerne kostenlos unser Verlagsverzeichnis zu:
Leopold Stocker Verlag GmbH
Hofgasse 5/Postfach 438
A-8011 Graz
Tel.: +43 (0)316/82 16 36
Fax: +43 (0)316/83 56 12
E-Mail: stocker-verlag@stocker-verlag.com
www.stocker-verlag.com

ISBN 978-3-7020-2322-5


Layout und Repro: DSR Werbeagentur Rypka GmbH, 8143 Dobl

# INHALT

# PROLOG

## Die vegane Lüge – ein Porträt über einen modernen Trend

Vegan zu leben, gilt heute nicht nur als modern, sondern wird von vielen als moralischer Imperativ verklärt. Dieser moderne Trend – bei näherer Betrachtung ein Widerspruch in sich selbst – ist für zahlreiche Anhänger das einzig Richtige, das einzig Wahre, fast schon ein religiös überhöhter Lebensentwurf. Andere Meinungen, alternative Ernährungsformen oder schlicht das Bedürfnis nach kulinarischer Vielfalt werden von vielen „radikalisierten" Veganern als schlecht, verwerflich und gesellschaftlich unverantwortlich diffamiert.

Es scheint für einen „eingefleischten" Veganer fast schon zur spirituellen Pflicht zu gehören, seine Lebensweise öffentlich zu zelebrieren. Der Verzicht wird zum Dogma erhoben, zur sittlichen Überlegenheit erklärt, wer Fleisch isst, ist in den Augen des Veganers oft nicht nur unwissend, sondern mitverantwortlich für das Ende der Welt. Dabei wird vergessen, dass auch die pflanzliche Ernährung nicht aus dem rechtschaffenen Vakuum stammt.

Aber was sind wirklich die Beweggründe hinter dem veganen Lebensstil? Was treibt jemanden an, konsequent auf alle tierischen Produkte zu verzichten, aus Überzeugung oder aus Gruppenzwang? Welche Rolle spielen soziale Medien, Selbstdarstellung und die Hoffnung auf eine anständig gereinigte Identität?

Wie ticken Veganer wirklich? Jenseits der klischeehaften Selbstinszenierung in Instagram-Stories und Netflix-Dokumentationen?

Wie blickt der biologische Landwirt, der mit viel Herzblut, Verantwortung und Handarbeit Tiere hält und Felder bestellt, auf diesen Trend? Wird seine Arbeit entwertet? Wird er als Täter stilisiert, obwohl er tatsächlich ein Hüter von Kulturlandschaft und Tierwohl ist?

Wie gesund ist vegane Ernährung tatsächlich, insbesondere auf lange Sicht? Welche Mangelerscheinungen treten auf, und wie viele Nahrungsergänzungsmittel braucht ein Mensch, der keine tierischen Produkte konsumiert? Wird hier nicht das vermeintlich „Natürliche" künstlich aufrechterhalten?

Und wie sieht es mit der $CO_2$-Bilanz tatsächlich aus? Ist Tofu aus China wirklich klimafreundlicher als ein Ei vom Bauernhof nebenan? Ist der Avocado-Boom ethischer als ein regionales Stück Fleisch?

Diese und viele weitere Fragen werden in diesem Buch erörtert. Provokant, schonungslos, faktenbasiert. Ohne Scheuklappen, aber mit Neugier, Vernunft und einem gesunden Misstrauen gegenüber dem moralischen Mainstream.

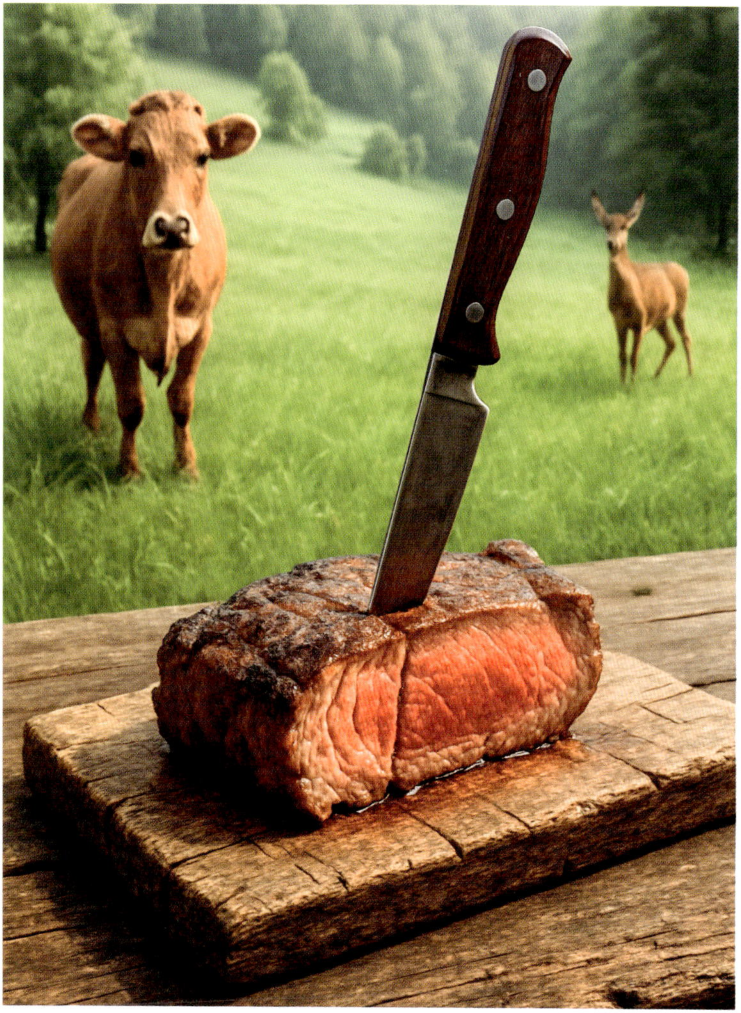

# DER VEGANE WEG – WAS SIND DIE GRÜNDE?

## Ein Blick hinter die Kulissen

Beweggründe für vegane Ernährung gibt es unzählige oder zumindest werden sie uns so präsentiert. Von ethischen Überlegungen über Umweltbewusstsein bis hin zu angeblich überlegenen gesundheitlichen Vorzügen. Ob oberflächlich oder tiefgründig, sind sie meiner Meinung nach dennoch alle zu widerlegen. Oft reicht der gute alte ländliche Hausverstand, der in der heutigen Zeit leider viel zu kurz kommt, oder schlicht ein bisschen kritisches Hinterfragen. In anderen Fällen braucht es nüchterne wissenschaftliche Erklärungen, belastbare Daten, Fakten, Statistiken. Doch auch der ethisch-philosophische Bereich soll in diesem Kapitel nicht zu kurz kommen, denn gerade hier versuchen sich viele Veganer als moralische Vorreiter zu inszenieren. Ziel des Buches: den veganen Trend als das zu entlarven, was er ist. Eine Lifestyle-Ideologie mit brüchigem Fundament.

Von Tierhaltung über Umweltschutz bis hin zur Gesundheit reicht das Repertoire der vegan'schen Argumente. Viele dieser Punkte wirken auf den ersten Blick plausibel, bis man genauer hinsieht. Denn hinter vielen vermeintlichen Tatsachen steckt nicht selten ein Marketingapparat, orchestriert von Vereinen, Institutionen, NGOs und selbst ernannten Experten.

Zu welchem Zweck? Wer profitiert? Auch das werden wir auf den folgenden Seiten erörtern.

Was man aber schon jetzt sagen kann: Neben den inhaltlichen Argumenten sind es oft banale Gründe wie Gruppenzugehörigkeit, Trenddruck oder die Suche nach Identität, die Menschen zum Veganismus führen – nicht selten, ohne je wirklich über das Thema nachgedacht zu haben. Ein Schlagwort ersetzt dabei das andere, und wo einmal Fleisch war, ist heute Gesinnung.

Statistisch gesehen sind es vor allem junge Menschen und Studenten, die sich vegan ernähren, vorwiegend Frauen, urban geprägt, akademisch sozialisiert. In Österreich leben laut aktuellen Zahlen etwa zwei

Prozent der Bevölkerung vegan, Tendenz steigend.[1] Ballungsräume sind dabei Hotspots der pflanzenbasierten Lebensstilanbetung. Veganismus ist dort nicht bloß Ernährung, sondern Ausdruck einer urbanen Identität. Tierschutz dient oft nur noch als Vorwand oder Schutzschild, um Fragen nach der Sinnhaftigkeit des Ganzen elegant abzuwehren. Denn wer würde es wagen, gegen Tierschutz zu argumentieren? Wer will schon als empathieloses Monster gelten?

Dabei ist der vermeintlich unvereinbare Gegensatz zwischen Fleischkonsum und Tierschutz ein künstlich erzeugter. Beides lässt sich durchaus vereinen, wenn man beim Einkauf auf ein paar wesentliche Grundsätze achtet: Herkunft, Haltung, Qualität. Welches Fleisch, woher und zu welchem Preis. Das sind die zentralen Fragen, wenn es um artgerechte Tierhaltung und verantwortungsvollen Konsum geht. Es geht nicht darum, ob man Fleisch isst, sondern welches.

Früher war das noch Selbstverständlichkeit. Die Landbevölkerung lernte, alles zu verwerten, was ihnen die Nutztiere gaben. Von den Innereien über das Fell bis zum Blut. Nichts wurde verschwendet. Die industrielle Lebensmittelverarbeitung hat diesen Ansatz übernommen und perfektioniert: Knochen werden zu Gelatine, ungenießbare Fleischreste landen in Tierfutter, Schmiermitteln oder sogar in Biogasanlagen. Wer sich hier über „Verschwendung" echauffiert, zeigt vor allem eines: Unwissenheit.

*Alles Fleisch ist Energie gemäß dem Energieerhaltungssatz:*
*„In einem abgeschlossenen System ist die Summe aller Energien konstant.*
*Die Gesamtenergie bleibt erhalten."*
***Dr. Julius Robert von Mayer***[2]

Vergessenes Mittelschulwissen entpuppt sich als Wunderwaffe gegen moralisch aufgeladene Scheindebatten.

Über das Tierleid spannt sich nahtlos der Bogen zum nächsten Argument: dem Umweltschutz. Beide Gründe treten meist im Doppelpack auf, gern kombiniert mit dramatischer Rhetorik. Die Haltung von Rin-

---

1 velivery (o. J.). *Veganes Europa in Statistiken.* Abgerufen am 21. Juni 2025, von https://www.velivery.com/de/v-story/veganes-europa-in-statistiken.html?

2 J. Beetz, *$E = mc^2$: Physik für Höhlenmenschen* (1. Aufl.; Berlin/Heidelberg: Springer Spektrum, 2015), https://doi.org/10.1007/978-3-642-54409-5.

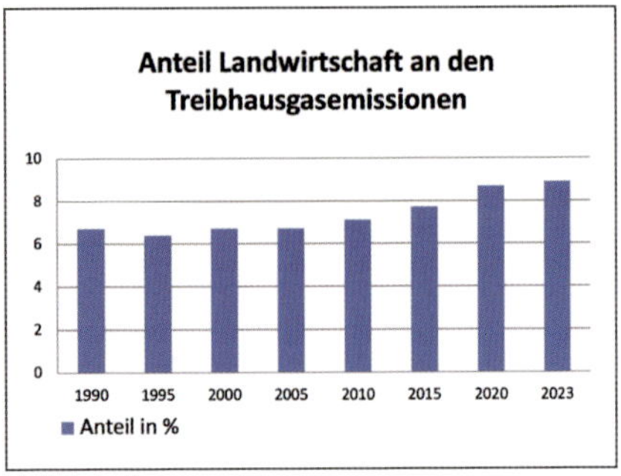


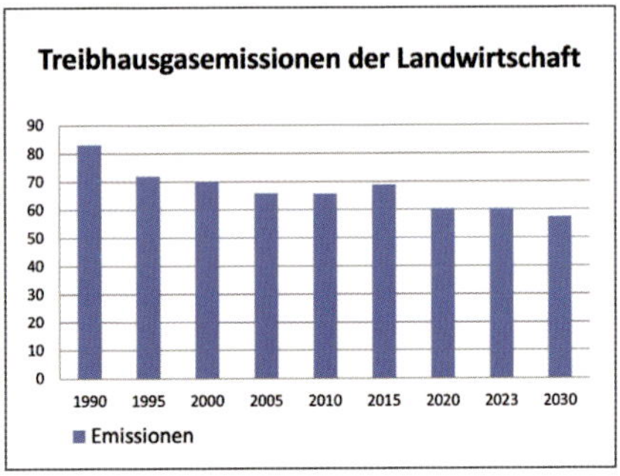


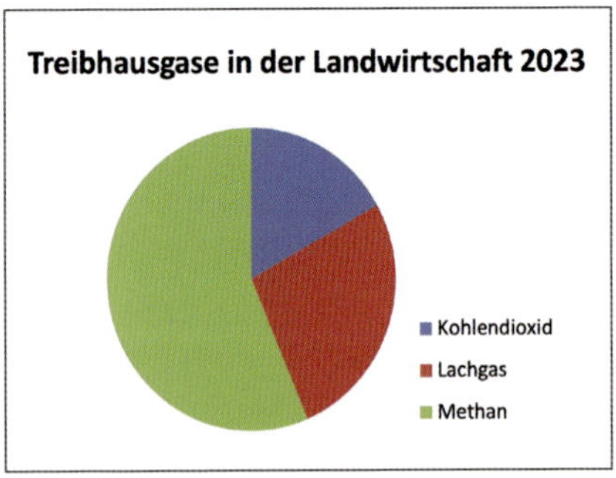


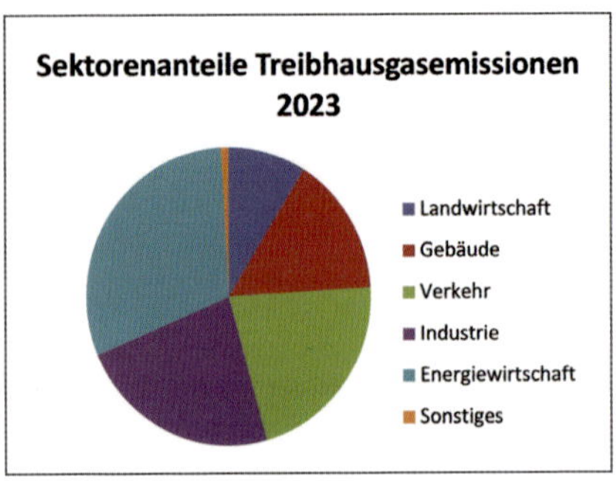


dern wird dabei zur Hauptursache des Klimawandels stilisiert. Jeder Darmwind, jeder Rülpser wird zum vermeintlichen Angriff auf das Weltklima erklärt. Tierische Ausscheidungen sollen unser Trinkwasser vergiften, Nitrat sei das neue Glyphosat. Und doch: Haben wir nicht längst eine Vielzahl an Normen, Gesetzen und Kontrollmechanismen (wie z. B. Landwirtschaftsgesetz, Tierschutzgesetz, ÖPUL GAP, EG Ökoverordnung, Vermarktungsnormengesetz, Cross-Complience-Standards und viele weitere nationale und europäische Normen), die genau diese Probleme in den Griff bekommen? Kaum ein Wirtschaftsbereich ist so streng reglementiert wie die Landwirtschaft. Dennoch wird sie öffentlich zum Sündenbock erklärt. Während Containerschiffe, Betonproduktion und Digitalinfrastruktur unbeachtet bleiben.

Selbstverständlich leistet die Landwirtschaft ihren Anteil an den globalen Emissionen. Aber diesen Beitrag in Relation zu setzen, das scheint für viele bereits eine Form der Ketzerei zu sein. Der Bauernhof wird zum Symbol des Bösen gemacht, obwohl er zugleich Nahrung produziert, Kulturlandschaften erhält und regionale Wirtschaftskreisläufe sichert.

Doch bleiben wir fair. Es gibt noch weitere Gründe, die angeblich für Veganismus sprechen: allen voran die Gesundheit. Ein Thema, das längst Einzug in jeden Smalltalk gehalten hat. Gesundheit ist heute ein Lifestyle geworden, ein Markt, der mit Milliardenumsätzen lockt. Spätestens seit Corona hat sich die Gesundheit zu einem der größten Wirtschaftszweige überhaupt entwickelt. Aber sind die Argumente gegen Fleisch wirklich medizinisch haltbar? Oder handelt es sich auch hier um Halbwahrheiten, Studien mit Fragezeichen und viel Gefühl? Wie schon früher gilt: alles mit Maß und Ziel – zu viel Fleisch ist ebenso ungesund wie der völlige Verzicht, und drei- bis viermal pro Woche war lange Zeit eine vernünftige Richtschnur.

Eines vorweg: Nahrungsergänzungsmittel sind unter Veganern weit verbreitet, deutlich mehr als bei Mischkost-Essern. Wer seine Ernährung mit künstlich hergestellten Vitaminen, Mineralstoffen und Spurenelementen anreichern muss, um keine Mangelerscheinungen zu bekommen, sollte sich die Frage stellen, wie „natürlich" seine Ernährung tatsächlich ist.

Und hier schließt sich der Kreis wieder zur Wirtschaft. Denn je mehr Menschen sich vegan ernähren, desto mehr profitieren Pharmaindustrie, Hersteller von Nahrungsergänzungsmitteln (z. B. Herbalife Nutrition), Veggie-Food-Konzerne (z. B. Beyond Meat) und, ja, auch die Erdölindustrie, etwa bei der Verpackung.

Und wo Profit winkt, ist Lobbyismus nicht weit. Der Kapitalismus hat längst seine Hand auf den Veganismus gelegt, obwohl viele seiner Verfechter sich genau dagegen zu wehren glauben. Ironischerweise stammen viele der frühen Vegan-Pioniere aus der linksalternativen Szene: Jutesack, Palituch, Protestplakat. Es war jene Generation, die in den 1980ern gegen alles war: gegen Staat, gegen Kapital, gegen das System. Und heute? Unterstützen viele davon ein Milliardengeschäft, das von eben jenen Konzernen betrieben wird, die sie einst verteufelten.

Die Gründe vegan zu leben sind vielfältig, keine Frage. Vielleicht sogar ein bisschen einfältig. Doch eines haben sie alle gemeinsam: Sie sind bei näherem Hinsehen erstaunlich brüchig. Und viele davon, das verspreche ich, sind schlicht widerlegbar.

# ETHIK UND MORAL

## Ethik. Moral. Menschlichkeit!

Drei große Worte, drei mächtige Schlagworte. Worte, mit denen viele Veganer ihren Lebensstil untermauern, begründen, rechtfertigen. Worte, die in hitzigen Debatten gerne als rhetorische Keule geschwungen werden, um den moralischen Zeigefinger erhoben in Richtung der „Fleischesser“ zu richten. Doch stellen wir die Gegenfrage: Ist es wirklich moralisch verwerflich, tierische Produkte zu konsumieren oder gar Fleisch zu essen?

Wer definiert überhaupt Moral? Wer erhebt den Anspruch, zu wissen, was „richtig“ ist? Und auf welcher Grundlage?

Für viele christlich sozialisierte Menschen dient die Bibel als moralischer Maßstab. Mit ihren Geboten, Gleichnissen und Leitlinien für das menschliche Handeln. Die Zehn Gebote gelten seit Jahrtausenden als ethisches Gerüst unserer abendländischen Kultur. Auch viele unserer heutigen Werte, wie Nächstenliebe, Barmherzigkeit und Verantwortung, sind kirchlich geprägt. Doch was sagt die Bibel zur Ernährung?

Die Kirche hat mit der Fastenzeit eine klare Regel aufgestellt: Verzichte eine Zeit lang auf Fleisch. Nicht etwa, weil Tiere besonders schützenswert wären, sondern als Form der Buße, der Disziplin, der Selbstbesinnung. Fleischverzicht als spirituelle Praxis, nicht als Tierschutzmaßnahme. Wer heute die Bibel durchforstet, findet keinerlei Hinweise darauf, dass es moralisch falsch wäre, Tiere zu töten, um sich davon zu ernähren. Kein göttliches Verbot, kein moralisches Verdikt. Auch in anderen großen Weltreligionen, wie dem Islam, Judentum, Buddhismus oder Hinduismus, gibt es Fastenzeiten. Doch nirgends wird ein dauerhafter Verzicht auf tierische Nahrung gefordert.

Diese neue Moral des Veganismus ist also historisch gesehen ein sehr junges Phänomen und eine westliche Erfindung obendrein. In vielen Kulturen der Welt ist Fleisch ein Luxusgut, ein wertvolles Nahrungsmittel, das mit Dankbarkeit und Respekt behandelt wird.

Aber ist es wirklich ethisch in Ordnung, Tiere zu töten, um selbst leben zu können?

Die Katze tötet die Maus nicht nur, um sie zu fressen, sondern mitunter auch zum Zeitvertreib. Der Fuchs reißt das Huhn. Die Spinne fängt die Fliege. Der Bär fängt den Lachs. Es ist ein Kreislauf, ein natürlicher Vorgang, ein Spiel von Jäger und Beute.

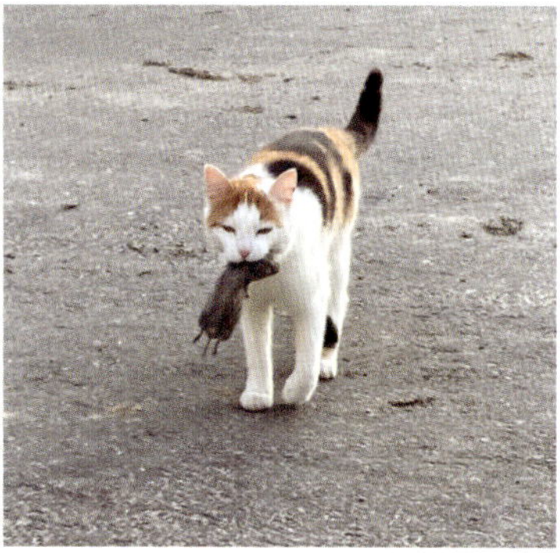

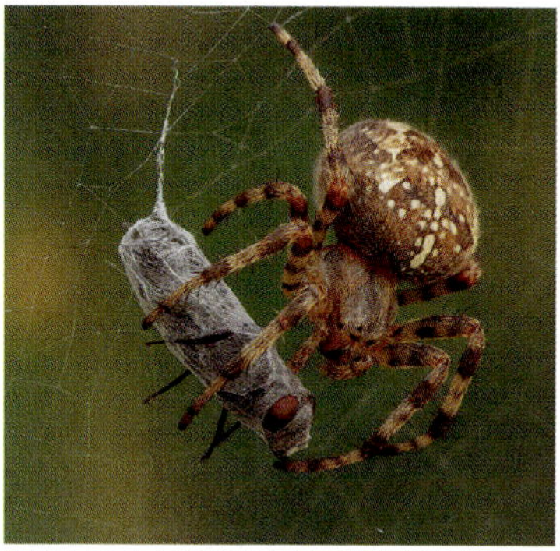

## Tierische Produkte: jahrtausendealte Kulturleistung, kein modernes Verbrechen

Der Mensch ist, trotz aller technischer Zivilisation, ein Teil dieser Kette. Der „gelernte Veganer" wird jetzt argumentieren: „Wir sind weiterentwickelt, wir brauchen das nicht mehr." Doch kann wirklich die ganze Menschheit auf Fleisch verzichten? Kann ein Nomade in der Mongolei vegan leben? Ein Inuit in Grönland? Ein Bergbauer in Tirol?

Lassen wir die Philosophie noch ein wenig wirken. Denn die Nutzung tierischer Produkte ist keine moderne Perversion, sondern jahrtausendealte Kulturleistung. Tiere wurden gehalten, gepflegt, versorgt. Nicht nur zum Schlachten, sondern um über Jahre hinweg Nutzen zu bringen: Milch, Butter, Käse, Wolle, Leder, Dünger. Die Kuh ist nicht nur ein Nutztier, sie ist in manchen Kulturen ein heiliges Wesen, ein Teil des täglichen Lebens, ein stiller Mitarbeiter auf dem Bauernhof.

Oder nehmen wir die Biene; das wohl nützlichste Tier überhaupt. Sie produziert Honig, ein Naturprodukt ersten Ranges. Und ja, sie wird dafür mit Zuckerwasser gefüttert, aber sie wird nicht gequält, nicht geschlachtet. Warum sollte der Verzehr von Honig moralisch verwerflich sein? Gerade die Biene spielt eine Schlüsselrolle für unsere Ernährung, insbesondere für jene der Veganer und Frutarier, die auf bestäubungsintensive Pflanzen angewiesen sind. Ohne Bienen kein Apfel, keine Kirsche, keine Erdbeere. Die natürliche Bestäubung ist ein biologisches Wunder, und Honig ein Nebenprodukt dieser Leistung. Wer also Honig aus ethischen Gründen ablehnt, aber Sojadrinks mit Erdbeergeschmack trinkt, hat das Prinzip vielleicht nicht ganz verstanden.

Was also spricht gegen tierische Produkte, wenn sie ohne Leid, ohne Tod und mit Respekt erzeugt werden?

Und selbst wenn der Tod eines Tieres nötig ist, ist er dann automatisch sinnlos?

Der Tod schafft Leben, nicht nur im philosophischen Sinn, sondern ganz konkret. Viele Tierarten leben vom Tod anderer. Das ist Natur. Der Mensch tötet nicht aus Grausamkeit, sondern zur Nahrungsaufnahme. Wenn dieser Tod sinnvoll genutzt wird und Fleisch, Leder, Dünger, Energie usw. das Ergebnis sind, ist er Teil eines Kreislaufs. Der Tod des Tieres ist kein Selbstzweck, sondern Mittel zum Überleben.

## Palmöl statt Weidegras – Die verdrängte Wahrheit

Und nun zum oft übersehenen Teil: Auch die vegane Lebensweise hat blutige Schattenseiten. Regenwälder in Brasilien und Indonesien werden abgeholzt, für Palmöl und Sojaplantagen. Tierarten verschwinden, ganze Ökosysteme kollabieren.[3] Und warum? Für Snacks, Kosmetik, vegane Fleischersatzprodukte. Ist das ethisch? Ist es moralisch, Lebensraum für Affen, Vögel und Insekten zu zerstören, um Sojamilch zu trinken? Ist es vertretbar, weit gereiste Avocados zu kaufen, während regionale Landwirtschaft verarmt?

Der Mensch greift in die Natur ein. Immer. Doch nur beim Steak auf dem Teller regen sich die moralischen Reflexe. Die Moral endet am Tellerrand.

---

3 Rettet den Regenwald e. V. (o. J.). *Palmöl – der Tod des Regenwaldes.* Abgerufen am 21. Juni 2025 von https://www.regenwald.org/themen/palmoel

# Jäger oder Killer? Ein Vorurteil im Faktencheck

Diese selektive Wahrnehmung hat auch sehr viel mit der Entfremdung vom Land, vom Ursprung, vom bäuerlichen Leben zu tun. Vorurteile entstehen dort, wo Wissen fehlt. Die Jagd ist dafür ein Paradebeispiel. Jäger werden oft als blutrünstige Tierkiller abgestempelt, dabei liefern sie eines der natürlichsten und nachhaltigsten Lebensmittel überhaupt: Wildfleisch. Kein Antibiotikum, kein Transport, kein Schlachthof. Ein Schuss, leidloser Tod. Stressfrei, in Freiheit. Und mit Respekt.

Denn moderne Jagd hat ethische Regeln, von Jägern selbst entwickelt und mit Stolz gepflegt. Der letzte Bissen, ein Zweig im Maul des erlegten Tieres, ist ein Symbol für Dankbarkeit und Versöhnung. Diese Geste mag für Außenstehende seltsam wirken, sie zeigt jedoch eine Haltung, die viele im Supermarktregal verloren haben: Wertschätzung für das Leben, das wir konsumieren.

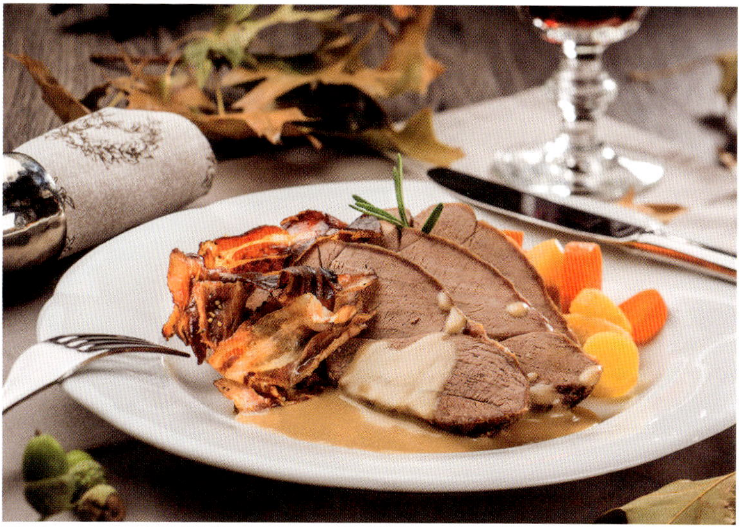

Foto © Alexander Stiegler

# Essen mit Haltung – und ohne moralische Gräben

Bewusstes Essen ist keine Frage des Fleischverzichts, es ist eine Frage der inneren Haltung. Dankbarkeit statt Selbstgerechtigkeit. Demut statt Dogmatismus. Nicht alle Menschen auf dieser Welt werden satt. Wir, die täglich satt werden, sollten dankbar sein für jede Mahlzeit.

Doch statt Dankbarkeit regiert die Empörung. Auf den Straßen der Städte protestieren Aktivisten gegen Tierhaltung, Schlachthöfe, Bauern und Jäger. Sie skandieren Parolen, blockieren Betriebe, beschmieren Gebäude. Doch was, wenn sie diese Energie nutzen würden, um mit Bauern zu reden, mit Jägern, mit Menschen, die das Leben noch in der Hand spüren?

Denn hier liegt das wahre ethische Problem: die Spaltung. In Veganer und Fleischesser, in Gutmenschen und Unbelehrbare, in aufgeklärte Städter und „dumme" Landeier. Diese Spaltung ist nicht nur unproduktiv – sie ist gefährlich. Wir haben das bereits erlebt. Während der Corona-Epidemie, bei der Impfdebatte, bei politischen Fragen. Der moralische Absolutismus gefährdet das Miteinander. Ethik bedeutet, andere Meinungen zu akzeptieren. Moral heißt, auch im Andersdenkenden den Menschen zu sehen. Menschlichkeit bedeutet, Vielfalt zuzulassen. In Hautfarbe, Religion, Lebensstil und eben auch in der Ernährung. Nur so funktioniert eine aufgeklärte Gesellschaft. Weil Veganer und Fleischesser einander selten wirklich verstehen, wird das Akzeptieren der jeweils anderen Beweggründe schwierig – also beanspruche ich das Recht, meine Sicht klar darzulegen.

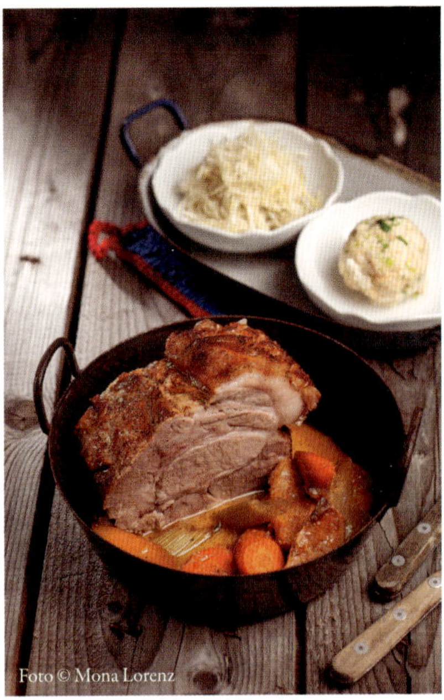

Foto © Mona Lorenz

# ESSEN WIR TIERLEID?

## Das Energiefeld des Todes – Wahrnehmung oder Projektion?

Tierleid bei der Nahrungsaufnahme zu spüren – für viele ist das eine esoterische Spinnerei. Ein Hirngespinst zwischen Tofu und Tarot. Doch wer sich ernsthaft mit Spiritualität, Grenzwissenschaften oder energetischer Wahrnehmung auseinandersetzt, weiß: Es gibt Menschen, die so etwas tatsächlich spüren. Und das sollte man nicht vorschnell ins Lächerliche ziehen. Denn was der eine als Humbug abtut, ist für den anderen gelebte Realität.

Es ist ein schmaler Grat zwischen Ethik, Moral und metaphysischem Empfinden. Vieles davon lässt sich wissenschaftlich nicht objektiv messen, und gerade deshalb steigt ein Großteil der Gesellschaft aus, zuckt mit den Schultern und wechselt das Thema. Die Komfortzone bleibt erhalten, der Schnitzelteller auch. Doch wer es ernst meint mit der Frage nach Tierleid, der muss auch diesen Grenzbereich aushalten.

Wir wollen hier keine Spötter bedienen, sondern ernsthafte Fragen stellen:

- Spürt man das Leid eines Tieres beim Verzehr?
- Und wenn ja – was genau wird da gespürt?
- Der Schmerz? Der Tod? Die Angst?
- Oder doch nur die eigene Projektion?

Natürlich ist es subjektiv, aber eben deshalb nicht automatisch falsch. Denn der Mensch nimmt nicht nur mit Zunge und Gaumen wahr, sondern mit seinem ganzen Wesen. Und nicht nur das Auge, auch die „Seele" isst bekanntlich mit. Die Vorstellung, dass man das „Energiefeld" eines leidenden Tieres mit aufnimmt, wenn man es konsumiert, mag für Schulmediziner absurd sein, aber für energetisch sensiblere Menschen ist sie einleuchtend.

Doch was genau wird da eigentlich gespürt? Ist es der Tod selbst, oder ist es die Gewissheit des Todes, die mitschwingt?

Ein Reh, das ein Leben in Freiheit geführt hat und plötzlich erlegt wird – strahlt dessen Fleisch dieselbe Schwere aus wie das einer Mastgans, die nie im Freien war? Wohl kaum.

Menschen mit feinerer Wahrnehmung sprechen von „schwerer Energie" in Billigfleisch. Von einer Dichte, die auf dem Teller liegt wie ein Schatten. Dem gegenüber steht Wildbret: frei, klar, leicht – so empfinden es manche. Die Art der Haltung, der Umgang mit dem Tier, die Umstände des Todes, all das soll in die energetische Signatur des Produkts eingehen. Ist das beweisbar? Vielleicht nicht. Aber ist es deshalb weniger real? Für die, die es spüren: nein.

Doch solche Menschen sind meist still. Sie tragen ihre Gabe mit Bedacht. Sie missionieren nicht, sie predigen nicht – sie wählen einfach anders. Still und bewusst. Ganz im Gegensatz zu jenen, die das Argument „Tierleid" als Diskussionswaffe benutzen. Die bei jeder Grillerei die moralische Nebelgranate werfen, ohne je einen Fuß auf einen Bauernhof gesetzt zu haben.

Tierleid wird häufig zum Kampfbegriff, missbraucht von jenen, die laut sein wollen, aber wenig wissen. Dabei wäre Differenzierung so wichtig:

- Ist Fisch dasselbe wie Schwein?
- Ist die Muschel gleichzusetzen mit dem Rind?
- Gibt es wirklich eine einheitliche „Wahrnehmung" des Tierleids?

Viele Veganer behaupten, man könne das Leiden „erschmecken". Doch wenn man ihnen blind veganes Fleischersatzprodukt und Wildbret serviert, erkennen sie den Unterschied? Oder ist das Leid nur ein Konstrukt, das mit dem Etikett kommt?

## Respekt vor dem Leben – jenseits von Parolen

Die Fähigkeit, zwischen echten Empfindungen und ideologischer Einbildung zu unterscheiden, fehlt oft. Denn wer ehrlich spürt, muss auch bereit sein, den Ursprung seines Essens zu hinterfragen, ob tierisch oder pflanzlich. Die Avocado aus Mexiko trägt auch Leid in sich, jenes der Bauern, die unter prekären Bedingungen arbeiten. Quinoa aus Peru ist nicht unbedingt leidfrei, wenn dadurch lokale Märkte zusammenbrechen. Aber dieses Leid bleibt abstrakt. Es stört nicht auf dem Teller, weil es nicht im Fokus steht. Weil es nicht blutet.

Der Mensch mit dem „siebten Sinn", dem erweiterten Wahrnehmungsvermögen, ist selten Veganer aus Dogma. Er sucht Qualität, Herkunft, Energie, nicht ein politisches Bekenntnis in Sojawurstform. Und er spricht selten darüber. Denn echtes Spüren ist leise.

Wer hingegen laut mit dem Begriff Tierleid hantiert, tut es oft als Trittbrettfahrer. Als Trendmoralist. Als jemand, der sein Bedürfnis nach Bedeutung mit Lautstärke ersetzt. Doch nicht jeder, der sich moralisch empört, hat ein Recht dazu. Wer die Gabe des feinen Empfindens vortäuscht, um andere zu diskreditieren, handelt nicht ethisch, sondern heuchlerisch.

Mein Appell: Wer wirklich glaubt, Tierleid zu spüren, soll das ernst nehmen. Wer es nicht spürt, aber davon redet, sollte sich zuerst informieren: über Landwirtschaft, über Tierhaltung, über das, was ein gutes Leben für ein Tier überhaupt bedeuten kann.

Denn es ist ein Unterschied, ob ein Tier nur als Produkt gesehen wird oder als Mitgeschöpf. Der bewusste Fleischesser weiß das. Er fragt: Woher kommt es? Wie wurde es gehalten? Was hat es gefressen? Wie wurde es geschlachtet? Solches Wissen ist eine Form von Respekt und vielleicht die ehrlichste Form von „Spüren". Also: Wer das Glück hat, nichts zu spüren, soll wenigstens verstehen.

Und wer spürt, soll es nicht als Waffe benutzen, sondern als Weg zur Erkenntnis.

Denn eines ist sicher: Tierleid ist keine Einbahnstraße der Moral. Es ist ein komplexes Thema, das Wissen, Achtsamkeit und echtes Mitgefühl verlangt. Nicht Parolen und Ersatzwurst.

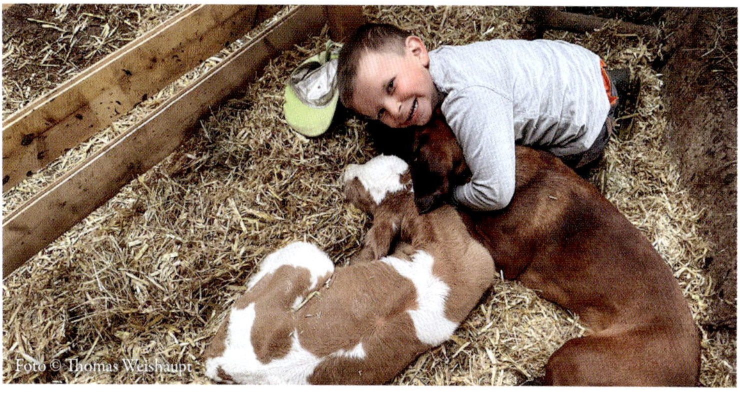

Foto © Thomas Weishaupt

# VEGANISMUS UND DIE LANDWIRTSCHAFT

## Zwischen Effizienz und Emotion – Landwirtschaft im Wandel

Als Landwirt hat man vielleicht von vornherein einen anderen Zugang zur bäuerlichen Tierhaltung und zu Nutztieren. Ein praxisnaher Zugang, der nicht aus Studien, sondern aus Erfahrung stammt. Freilich heißt „bäuerlich" heute längst nicht mehr das, was es vor 30 Jahren hieß. Damals war die durchschnittliche Betriebsgröße in Österreich 19,7 Hektar pro Betrieb, heute, im Jahr 2025, sind es bereits mehr als 45 Hektar.[4] Eine Entwicklung, die sich natürlich auch auf die Tierhaltung auswirkt. Während früher fast jedes zweite Haus am Land eine Kuh im kleinen Stall neben dem Wohnhaus hatte, halten Betriebe heute im Schnitt 34 Rinder. Nicht mehr das Tier als familiäres Mitgeschöpf steht im Vordergrund, sondern Effizienz und Struktur.

Diese Entwicklung hin zu größeren Strukturen setzt sich europaweit fort, getrieben von Rationalisierung, Marktzwängen und politischer Förderlogik. Doch ist ein größerer Betrieb gleich schlechter? Die Antwort fällt je nach Perspektive unterschiedlich aus. Auffällig ist jedoch: Die größte Kritik an dieser Entwicklung kommt nicht etwa von den Städtern allein, sondern auch aus der Landwirtschaft selbst. Vor allem von kleinen und mittleren Betrieben, die sich vom System abgehängt fühlen. Interessant dabei: Ausgerechnet die urbanen Fleischlosen, die mit der Realität der Landwirtschaft wenig bis nichts zu tun haben, stehen plötzlich Seite an Seite mit den Kleinbauern. Eine merkwürdige Allianz aus Ahnungslosigkeit und gekränkter Tradition.

Die Motive sind verschieden: Der Nebenerwerbsbauer leidet wirtschaftlich, will aber nicht wachsen oder investieren. Der Städter fürchtet um das „Tierwohl", ohne jemals einen Stall betreten zu haben.

---

4 Landwirtschaftskammer Österreich (o. J.). *Die Entwicklung der Agrarstruktur in Österreich seit den 1950-er Jahren*. Abgerufen am 21. Juni 2025 von https://www.lko.at/die-entwicklung-der-agrarstruktur-in-%C3%B6sterreich-seit-den-1950-er-jahren+2400+3945305

Das Ergebnis bleibt gleich: pauschale Kritik am Wachstum. Doch dieses Wachstum ist nicht per se schlecht, im Gegenteil. Gerade moderne Großbetriebe arbeiten oft mit ausgeklügelten Haltungssystemen, digitaler Fütterungstechnik, automatisierten Entmistungsanlagen und tierwohlorientierter Planung.

## Warum mehr Rinder nicht weniger Tierwohl bedeuten

Und trotzdem hält sich hartnäckig das Bild vom „bösen Großbauern", der Tiere nur als Maschinen sieht. Eine mediale Verzerrung, die durch NGOs, Aktivismus und ideologisch eingefärbte Dokumentationen gezielt befeuert wird. Der Begriff „Massentierhaltung" wird dabei reflexhaft verwendet, als Schlagwort, das keine Definition braucht, sondern sofort Emotionen auslöst. Dabei stellt sich die Frage: Was ist Masse? Zehn Kühe? Hundert Schweine? Oder reicht schon ein Hühnerstall mit 1000 Legehennen, um auf die schwarze Liste zu kommen?

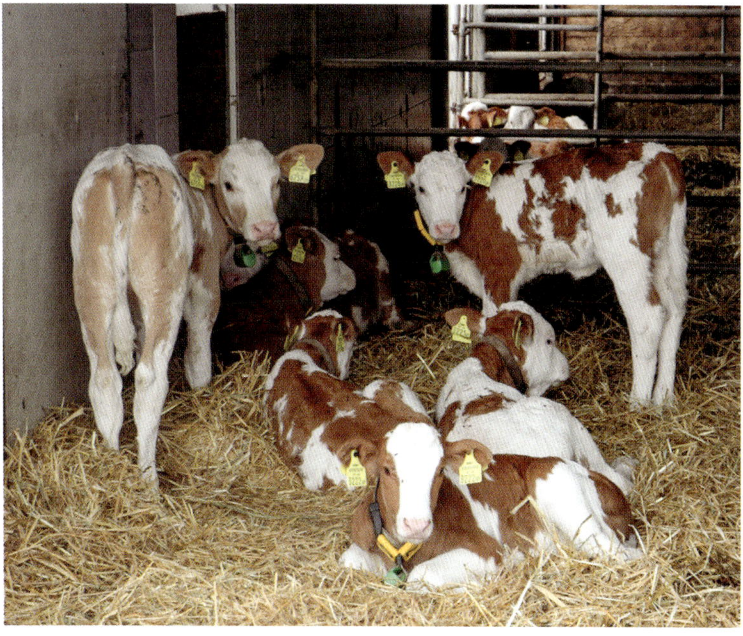

Foto © landwirt-media.com

Die Realität ist oft eine andere als das Klischee. Während kleine Betriebe in vielen Fällen noch auf Kettenhaltung setzen, also das Anbinden der Rinder auf engem Raum, verfügen große Betriebe längst über moderne Laufställe. Hier können sich die Tiere frei bewegen, Sozialkontakte pflegen, sich hinlegen und wieder aufstehen, wann sie wollen. Kein Vergleich zum engen Stall im letzten Jahrhundert. Und doch: Der kleine Betrieb bekommt Mitleid, der große wird beschimpft.

Hinzu kommt ein verbreiteter Irrtum: Rinder sind Herdentiere. Sie fühlen sich in Gruppen wohl, solange es genug Platz, Futter und Ruhe gibt. Es widerspricht also ihrer Natur keineswegs, mit Artgenossen im Laufstall gehalten zu werden, ganz im Gegenteil. Doch solche Fakten stören das romantisierte Bild vom einsamen Bauern mit seiner einzigen Lieblingskuh.

## Von der Stalltechnik bis zur Politik – Wer vom Tierwohl profitiert

Eines lässt sich klar sagen: Fleisch aus österreichischer Produktion ist im internationalen Vergleich von hoher Qualität. Für den Konsumenten bedeutet das: Er erhält hochwertiges Fleisch aus artgerechter Haltung, kontrolliert, rückverfolgbar, dokumentiert. Es stammt überwiegend aus Betrieben, die die gesetzlichen Vorgaben nicht nur erfüllen, sondern oft übertreffen. Wird zusätzlich biologisch produziert, steigen die Standards noch einmal deutlich. Futter, Haltung, Medikamenteneinsatz, alles wird streng kontrolliert. Und das schmeckt man.

Natürlich gibt es auch Länder mit bedenklichen Standards, z. B. in Südosteuropa, Südamerika oder Asien. Dort ist das Tierwohl tatsächlich oft zweitrangig. Nur: Ändert sich etwas an der Situation eines albanischen Rindes, wenn ein Wiener auf sein Steak verzichtet? Eher nicht. Die Lösung liegt nicht im individuellen Verzicht, sondern in politischen Maßnahmen: Harmonisierung von EU-Standards, unabhängige Kontrollen und Sanktionen, wenn gegen das Tierwohl verstoßen wird.

Warum sind die Standards bei uns höher? Zum einen, weil die Gesellschaft es fordert. Zum anderen – und das wird gerne verschwiegen, weil wirtschaftliche Interessen dahinterstehen. Bauwirtschaft, Stalltechnik-Industrie, Planer, Architekten, sie alle verdienen mit, wenn ein moderner Stall entsteht. Auch Banken freuen sich über Investitionskredite mit Laufzeiten von 20 Jahren. Es ist also kein reiner Idealismus, der zur Verbesserung der Haltungsbedingungen führt, sondern auch eine Frage von Lobbys, Margen und Märkten.

Die Wirtschaft profitiert. Der Landwirt profitiert – im Idealfall – von besseren Arbeitsbedingungen. Eine Win-Win-Situation? Ja, wenn das Gesamtkonzept stimmt. Problematisch wird es, wenn die Betriebsgröße nicht zur Struktur, zum Know-how oder zur finanziellen Situation passt. Dann wird aus dem Modernisierungsschub eine Überforderung, die auf dem Rücken der Tiere ausgetragen wird.

Viele Landwirte scheitern nicht an der Tierhaltung, sondern an der Finanzierung, an der Bürokratie oder schlicht an der fehlenden Beratung. Ihnen fehlt der Mut zur Anpassung oder der richtige Ansprechpartner. Das hat aber nichts mit fehlendem Tierwohl zu tun, sondern mit wirtschaftlichem Druck. Ein Grund mehr, diese Betriebe nicht moralisch abzuwerten, sondern gezielt zu unterstützen.

## Tierwohl auf der Alm – Postkartenromantik trifft Realität

Tierwohl ist ein zentraler Begriff der aktuellen Debatte. Doch wie sieht das Tierwohl aus, wenn das Rind auf der Alm steht, wie es die Österreich-Werbung so glorreich präsentiert? Und warum ist das Tier wirklich dort?

Nicht zur Zierde. Sondern weil es nützt. Rinder auf der Alm erfüllen eine klare Aufgabe: Sie bewirtschaften Flächen, die anders gar nicht nutzbar wären. Steilflächen, Hochlagen, karge Wiesen – dort, wo kein Ackerbau möglich ist, kommen die Wiederkäuer ins Spiel. Durch ihre Beweidung erhalten sie das Landschaftsbild, verhindern Verbuschung, fördern Biodiversität. Und natürlich produzieren sie Milch, Butter, Käse und am Ende auch Fleisch. Würden wir aufhören, all diese Produkte zu konsumieren, gäbe es keinen wirtschaftlichen Grund mehr, Rinder zu halten.

Ein Bauer wird keinen Stall betreiben, keine Alm bestoßen, kein Heu ernten, wenn das Tier nicht auch genutzt wird. Das Ergebnis: Regionale Wirtschaftskreisläufe würden zerbrechen, die Almflächen verwildern, die Kulturlandschaft würde verschwinden. Ob das schön wäre oder nicht, liegt im Auge des Betrachters, ökologisch aber wäre es ein Rückschritt.

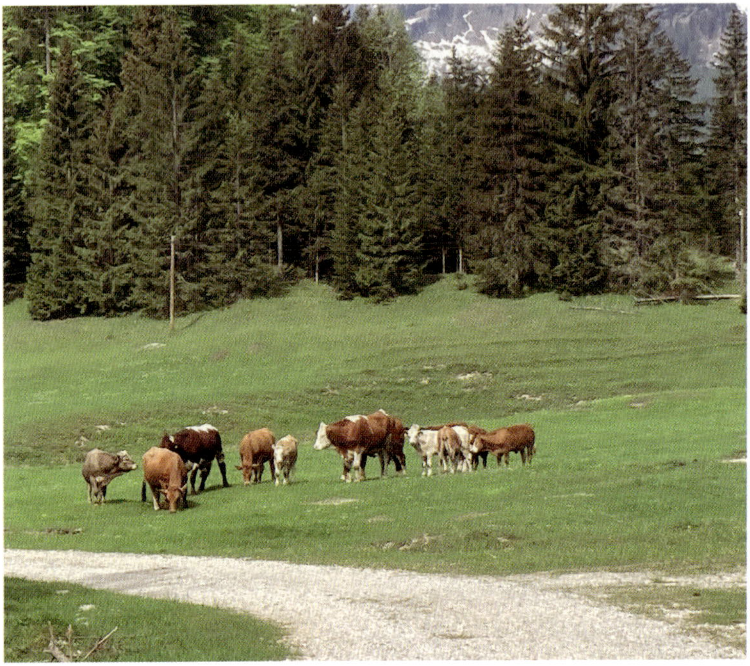

Denn mit dem Ende der Tierhaltung würde auch ein jahrtausendealtes System enden: die Kreislaufwirtschaft. Ohne Tiere gäbe es keinen natürlichen Dünger. Gülle, Mist, Kompost; alles würde wegfallen. Die Felder müssten trotzdem gedüngt werden, aber womit? Die Antwort: Kunstdünger. Ein Produkt, das auf Erdöl basiert, energieintensiv hergestellt wird, Böden auslaugt und das Grundwasser belastet.

## Industrie fördert künstlichen Kreislauf

Die vermeintlich grüne Lösung ist also gar nicht so grün. Durch hybrides Saatgut, das auf Kunstdünger und Pestizide angewiesen ist, entsteht ein künstlicher Kreislauf, einer, der sich selbst antreibt, aber auch selbst zerstört. Denn das Saatgut kann sich nicht mehr natürlich vermehren. Es muss jedes Jahr neu gekauft werden, bei jenen Konzernen, die es entwickelt, patentiert und global vermarktet haben. Der Bauer wird vom Saatgutproduzenten abhängig, die Böden verlieren an Fruchtbarkeit, der Ertrag sinkt langfristig, und die Kosten steigen.

Ein perfekter Kreislauf für die Industrie, ein toxischer für die Umwelt. Die Pflanzen wachsen nur noch unter Laborbedingungen, optimiert bezüglich Größe, Farbe und Haltbarkeit. Geschmack? Oft Nebensache. Die Vielfalt verschwindet, die Standardisierung nimmt zu. Alte Sorten, die sich selbst regenerieren könnten, werden verdrängt. Der Boden wird zum Trägermaterial, seine natürliche Rolle als Lebensraum und Speicher wird zweitrangig.

Und das alles für eine Ernährung, die sich moralisch überlegen fühlt. „Alles übertrieben", sagen viele Fleischlose.

Doch wie sieht ihre konkrete Alternative für ein funktionierendes Ernährungssystem ohne Nutztiere aus? Meist bleiben sie vage: Die Natur werde das schon regeln. Die Menschen würden sich anpassen. Kreisläufe würden sich „neu finden". Doch wie das konkret aussehen soll, darüber schweigen sie. Oder weichen aus. Oder beschränken sich auf Ideologie statt Realismus.

Dabei ist klar: Nicht alles, was der Mensch tut, dient der Natur. Im Gegenteil, wir schädigen sie laufend. Wir roden, versiegeln, beuten aus, vergiften. Wir bringen Arten zum Aussterben, wir vernichten Lebensräume. Und wenn die Natur zurückschlägt, mit Extremwetter, Krankheiten, Ernteausfällen, sind wir überrascht.

Aber gelernt haben wir wenig. Das zeigt sich auch in den scheinheiligen Strategien unserer Zeit: Auf der einen Seite wollen wir Emissionen sparen, Plastik vermeiden, $CO_2$ reduzieren. Auf der anderen Seite werden in Frankreich neue Atomkraftwerke geplant, während in Afrika Kobalt für Batterien unter unmenschlichen Bedingungen geschürft wird. Der E-Auto-Fahrer tankt guten Gewissens grüne Energie, aber die Herkunft seiner Batterie interessiert ihn nicht.

Und währenddessen kämpfen Jugendliche auf Klimademos für Nachhaltigkeit – im Hoodie aus Polyester, per SUV zum Protest chauffiert. Eine verrückte Welt.

Aber anstatt globale Probleme zu lösen, konzentriert sich der moralische Blick lieber auf den eigenen Bauern, den vermeintlichen Klimasünder, den Tierausbeuter, den Umweltzerstörer im eigenen Dorf. Die Landwirtschaft wird zum Sündenbock erklärt. Weil sie sichtbar ist, weil sie greifbar ist, weil man sich über sie aufregen kann, ohne das System zu hinterfragen.

Dabei spielt gerade sie eine Schlüsselrolle nicht nur in der Versorgung, sondern auch im Erhalt unserer Kulturlandschaft, der Biodiversität und regionaler Wirtschaft.

## Moralischer Fokus auf den falschen Sündenbock

In Südamerika werden jährlich tausende Quadratkilometer Regenwald abgeholzt, nicht nur für Rinderzucht, sondern in zunehmendem Maße auch für Soja- und Palmölplantagen. Zwei Kulturen, die für die vegane Lebensmittelindustrie essenziell sind.

Soja ist nicht nur Futtermittel, es ist auch Grundstoff für Drinks, Puddings, Margarinen und Fleischersatzprodukte. Ebenso Palmöl, das in nahezu jedem Fertigprodukt steckt, auch in veganen. Dass beide Kulturen zumeist Hybridsorten sind, die ohne Pestizide nicht auskommen, wird ignoriert. Dass sie in Monokulturen wachsen, den Boden auslaugen, die Artenvielfalt zerstören, stört niemanden, solange kein Fleisch auf dem Teller liegt.

Die Pestizide werden dabei nicht etwa sorgsam per Traktor ausgebracht, sondern per Flugzeug, flächendeckend, unkontrolliert. Wer daruntersteht, ob Tier, Mensch oder Wildnis, ist nebensächlich. Auf diesen Flächen lebt bald keine Tierart mehr, kein Insekt, kein Vogel. Das Grundwasser ist kontaminiert, und das für Generationen. Und ja: Dort leben Menschen. Viele davon gesundheitlich schwer beeinträchtigt. Ist das ethisch?

Doch stellt sich die Frage: Wer ist verantwortlich für diese Zustände? Die Bauern dort? Oder sind es nicht vielmehr die multinationalen Konzerne, die das System lenken? Konzerne, die nicht nur Palmöl und Soja fördern, sondern auch die Düngemittel, Pestizide, Maschinen und Transportlogistik kontrollieren. Die vegane Lebensmittelindustrie ist in Wirklichkeit eng mit der Erdöl-, Chemie- und Logistikbranche verflochten, und zwar global. Kunstdünger aus Nordafrika, Palmöl aus Indonesien, Soja aus Brasilien, verarbeitet in osteuropäischen Betrieben und verpackt für den deutschen Biosupermarkt. Es ist ein gewaltiges System mit riesiger Marge und sehr wenig Transparenz.

Und Europa? Hat es all die in Südamerika, Asien, Afrika oder anderswo hergestellten Produkte nötig? Nein. Europa könnte sich selbst ernähren, mit regionaler, nachhaltiger Landwirtschaft. Palmöl braucht niemand. Es wurde von der Industrie eingeführt, weil es billig ist, lange hält und sich gut verarbeiten lässt. Laut WWF steckt es in jedem zweiten Supermarktprodukt, nicht, weil es notwendig wäre, sondern weil es Gewinn bringt.[5] Auch gesundheitlich steht es unter Kritik: Der hohe Gehalt an gesättigten Fettsäuren, mögliche Schadstoffe aus der Raffination, problematische Begleitstoffe. Trotzdem bleibt es ein zentraler Bestandteil veganer Fertigprodukte.

Zusammen mit Soja ist Palmöl also die Grundlage für viele pflanzliche „Alternativen". Produkte, die in Laboren designt, aromatisiert und mit Vitaminen angereichert werden müssen, um überhaupt als „Lebensmittel" durchzugehen. Denn der natürliche Nährwert fehlt oft. Und was fehlt, wird ergänzt; synthetisch, industriell, künstlich.

Ein Schlag ins Gesicht der regionalen bäuerlichen Produktion.

## Wie die vegane Industrie den Hofladen verdrängt

Gerade heute bemüht sich die heimische Landwirtschaft um gesunde, transparente, nachhaltige Lebensmittel. Direktvermarktung, Biobetriebe, kurze Transportwege, Tierwohl-Initiativen, all das findet statt. Aber statt diese Entwicklungen zu fördern, wird den Landwirten ausgerechnet durch die vegane Convenienceindustrie das Wasser abgegraben. Während der Hofladen um die Ecke schließt, entscheidet sich der „bewusste Konsument" für importierte Industrieprodukte.

Und das trotz enormer Preise: Vegan ist teuer. Nicht, weil die Herstellung aufwendiger wäre, sondern weil der Markt es hergibt. Ein Fake-Schnitzel kostet mehr als ein echtes Stück Bioschwein. Ein veganer Käseersatz liegt deutlich über dem Preis eines handwerklich hergestellten Bergkäses. Und trotzdem kaufen die Menschen, aus Lifestyle- und Imagegründen, aus moralischem Kalkül.

Denn wo „veggy" draufsteht, kann nichts Böses drin sein. Und dafür zahlt man gerne ein paar Euro mehr.

---

5 *Palmöl: Einer der wichtigsten Rohstoffe der Welt*. Abgerufen am 21. Juni 2025 von https://www.wwf.de/themen-projekte/landwirtschaft/produkte-aus-der-landwirtschaft/palmoel

# MILCH VERSUS PFLANZENDRINKS

Kommen wir nun zur Milch, der ersten und ursprünglichsten Nahrung für jeden Säugetierorganismus, also auch für uns Menschen. Milch ist das erste, was wir nach der Geburt zu uns nehmen. Sie ist vollwertig, nährstoffreich, ausgewogen. Es gibt nichts, das natürlicher wäre, und dennoch wird sie heute verteufelt. Besonders von Veganern, für die Milch ein „Ausbeutungssymbol" ist.

Dabei hat keine andere tierische Nahrung eine so tiefe kulturelle und biologische Verankerung wie die Milch. Der Ausspruch „Milch, oft kopiert, nie erreicht" hebt die einzigartige und unvergleichliche Qualität von Muttermilch hervor.

Aber was steckt wirklich hinter fälschlicherweise sogenannter „Pflanzenmilch" (es muss nämlich „Pflanzendrink" heißen)?

Zunächst einmal: Die Bezeichnung „Milch" ist laut EU-Verordnung lediglich dem tierischen „Originalprodukt" vorbehalten, aus gutem Grund. Reisdrink ist nämlich ein Kunstprodukt: Reis wird gekocht, zerkleinert, mit Wasser vermischt, fermentiert, gefiltert und schließlich mit Pflanzenöl, meist Palmöl, emulgiert. Das Ergebnis ist eine cremige Flüssigkeit, die Milch ähnelt, aber weder ihren Nährwert noch ihre Natürlichkeit besitzt. Klingt wenig appetitlich, und ist es auch nicht.

Hinzu kommt das Halbmetall Arsen, das in Reispflanzen natürlicherweise vorkommt. In Reisdrink wurden bei Untersuchungen der FDA (Food and Drug Administration) 46 Mikrogramm Arsen pro Liter festgestellt, der Grenzwert für Trinkwasser liegt in der EU bei 10 Mikrogramm.[6] Kein ideales Produkt für Kleinkinder oder Säuglinge und schon gar kein Ersatz für Muttermilch.

Aber damit nicht genug: Viele Reisdrink-Produkte enthalten zusätzlich Zucker, Salz, Verdickungsmittel und künstliche Aromen. Inhaltsstoffe, die in tierischer Milch schlicht nicht nötig sind. Und weil auch die Vitamine und Mineralstoffe fehlen, werden sie „angereichert". Eine komplett künstliche Imitation also, mit zweifelhaftem Nutzen.

---

6 Wikipedia. (2024, 5. Juni). *Reismilch*. Abgerufen am 21. Juni 2025 von https://de.wikipedia.org/wiki/Reismilch#:~:text=Die%20Food%20and%20Drug%20Administration,EU%2010%20Mikrogramm%20pro%20Liter).

Und wie sieht es mit der $CO_2$-Bilanz aus? Auch nicht rosig. Der Transport aus Asien verursacht Emissionen, dazu kommt der Anbau selbst: Nassreisanbau setzt große Mengen Methan frei, genau jenes Gas, das bei Rindern so heftig kritisiert wird. Die vermeintlich klimafreundliche Alternative entpuppt sich also als Treibhausgas-Schleuder.

Und auch ethisch hat Reisdrink keine weiße Weste. Die Arbeitsbedingungen auf den Plantagen sind oft katastrophal: schlechte Bezahlung, lange Arbeitszeiten, fehlender Arbeitsschutz. Kinderarbeit ist keine Ausnahme. Gewinner sind nicht die Kleinbauern, sondern große Firmen, die die Rohstoffe billig einkaufen, verarbeiten und gewinnbringend exportieren.

All das interessiert aber kaum jemanden, denn das Image stimmt. Und das reicht offenbar.

Dasselbe gilt für Sojadrink – ein Industriemix aus Sojabohne, Wasser, Emulgatoren und Zusatzstoffen. Ein Produkt, das verarbeitet, verpackt und vermarktet werden muss, mit viel Aufwand und Energie. Und zu Tofu (dem sogenannten „Bohnenkäse“) verarbeitet, sind Sojabohnen ein zentrales Element veganer Ersatzküche. Tofu ist das ultimative Fleischersatzprodukt. Er ist geschmacksneutral, formbar, vielseitig einsetzbar. Doch sein eigentlicher Geschmack ist ... nun ja, neutral bis nicht vorhanden. Damit er überhaupt genießbar wird, braucht es Gewürze, und zwar nicht zu knapp. Die Industrie geht da weiter: Neben natürlichen Aromen kommen Geschmacksverstärker, Farbstoffe, Säureregulatoren und Emulgatoren zum Einsatz, um den Konsumenten eine vollwertige Mahlzeit zu suggerieren.

Ein Blick auf die Zutatenliste von Tofu-Fertiggerichten offenbart eine beachtliche chemische Komplexität, die mit einem Stück Rindfleisch vom Grill nicht im Geringsten vergleichbar ist. Dort genügen Salz, Pfeffer, vielleicht ein Hauch Knoblauch, und der Geschmack ist voll da. Denn echtes Fleisch bringt bereits alles mit: Aroma, Textur, Eiweiß. Ganz ohne industrielle Nachhilfe. Tofu hingegen ist ein Industrieprodukt und ein gutes Beispiel für den Verlust von Ursprünglichkeit in der Ernährung.

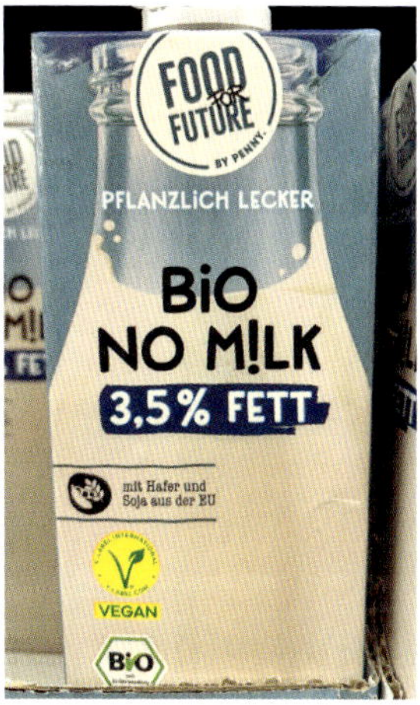

## Packung statt Acker – der Verlust des Bezugs zur Nahrung

Während die Landwirtschaft einst die Nahrungsmittel direkt erzeugte und die Industrie sie nur in haushaltsfreundliche Portionen brachte, hat sich das Verhältnis heute umgekehrt. Die Industrie übernimmt die Kontrolle über den größten Teil der Nahrungsmittelversorgung, und die Landwirtschaft wird zum verlängerten Arm der Industrie und Lebensmittelkonzerne degradiert.

Gerade bei veganen Fertigprodukten ist dieser Trend besonders ausgeprägt. Der Konsument wird von der Natur abgekoppelt, der Bezug zum Ursprung der Nahrung geht verloren. Das Essen kommt aus der Packung, nicht vom Feld. Das Grundbedürfnis „Ernährung" wird zur Frage des Konsums, und der Mensch verliert die Hoheit über das, was auf seinem Teller liegt.

Dagegen hilft nur eines: Information! Und zwar schon in der Schule. Landwirtschaftliche Allgemeinbildung müsste ein Pflichtfach sein, mit Inhalten aus Geografie, Biologie, Ökologie und Ernährung.

- Woher kommt mein Essen?
- Was bedeutet Nachhaltigkeit im Ackerbau?
- Welche Pflanzen sind Nahrungsmittel, welche Futtermittel?
- Welche Böden braucht welche Kulturpflanze?

Fragen, die heute viele Erwachsene nicht mehr beantworten können. Stattdessen kursieren absurde Vorstellungen, wie: Bauern seien Klimakiller. Der Abstand zur Realität wächst. Umso wichtiger wäre es, Kindern von klein auf zu vermitteln, wie Landwirtschaft wirklich funktioniert und warum sie so zentral für unser Überleben ist.

**EIN BEISPIEL: Fehlendes Wissen über das Ei. Viele glauben, man esse „Leben", weil aus jedem Ei ein Küken schlüpfen würde. Fakt ist: Ein Ei ist nur dann befruchtet, wenn ein Hahn vorhanden ist, und selbst dann beginnt kein Leben, solange das Ei nicht bebrütet wird. Das passiert in der Regel nicht, weil die Eier täglich eingesammelt werden. Also kein Leben, kein Küken, keine Ausbeutung.**

EIN BEISPIEL: **Fehlendes Wissen über Wildtiere.** **Natur liegt im Trend, Outdoorkleidung gehört zum guten Ton, aber über den Wald und seine Bewohner weiß kaum jemand Bescheid. Nein, das Reh ist nicht die Frau vom Hirsch, Rehwild und Rotwild sind zwei verschiedene Arten. Beide haben ihre ökologische Funktion und beide liefern bestes, nachhaltig gewonnenes Fleisch. Wildbret ist frei von Medikamenten, Wildtiere werden in der Natur geboren und ebendort stressfrei erlegt.**

## Produktpreise & Wertschätzung

Besonders beim Wildschwein, dem Schwarzwild, zeigt sich das Paradoxon des Marktes: Obwohl die Bestände rasant steigen und die Tiere massive Schäden in Wäldern und Feldern verursachen, ist ihr Fleisch nahezu unverkäuflich. Der Kilopreis beim Fleischer lag im Juni 2025 bei unter zwei Euro![7] Ein Hohn für das Tier. Nicht weil die Qualität nicht stimmt, sondern weil keine Lobby dahintersteht. Kein Konzern verdient mit Wildschweinfleisch, also macht auch niemand Werbung dafür.

Und so zahlt der überzeugte Veganer lieber fünf Euro für ein einzelnes vakuumverpacktes „Wiener Schnitzel vegan", anstatt ein Kilogramm Wildschwein aus regionalem Wald um zwei Euro zu kaufen. Die Wertschätzung bleibt auf der Strecke, ersetzt durch Etikettenethik und Trendkonsum.

Dasselbe Spiel bei der Milch. Während die Konzerne mit Energydrinks Millionen scheffeln, 5,50 Euro pro Liter sind keine Seltenheit, bekommt der Bauer für einen Liter Milch oft unter 50 Cent.[8] Der Unterschied? Die Industrie und der Handel fressen die Marge auf. Die Konsumenten regen sich über den Preis von Milch auf, aber zahlen bereitwillig ein Vielfaches für Zuckerwasser mit Koffein. Es fehlt nicht am Geld, sondern am Bewusstsein.

---

7 Landwirtschaftskammer Niederösterreich, DI M. Schildböck, „NÖ Wildbretpreise Woche 18/2025" (Website, 2. Mai 2025), abgerufen am 21. Juni 2025 von https://www.lko.at/n%C3%B6-wildbretpreise-woche-18-2025+2400+3635323

8 Landwirtschaftskammer Oberösterreich, DDI F. Seyfried BEd, „Milchpreisvergleich OÖ 2024" (Website, 21. März 2025), abgerufen am 21. Juni 2025, vonhttps://ooe.lko.at/milchpreisvergleich-o%C3%B6-2024+2400+4237330.

Dabei wären viele Menschen bereit, für ehrlich produzierte Lebensmittel mehr zu zahlen. Nur muss sichergestellt sein, dass das Geld auch beim Erzeuger ankommt. Die biologische Landwirtschaft lebt das bereits vor: ökologisch, ökonomisch und sozial nachhaltige Konzepte mit klaren Regeln und fairen Preisen. Aber auch konventionelle Landwirte verdienen Wertschätzung, wenn sie verantwortungsvoll wirtschaften und transparent arbeiten.

Denn sie tragen nicht nur Verantwortung für ihre Tiere und ihre Felder, sondern auch für das Image ihres Berufsstandes. Gerade tierhaltende Landwirte sind heute gefordert, ihr Produkt selbst zu vermarkten, dafür einzustehen, stolz zu sein. In Europa fehlt vielen dafür das Bewusstsein, ganz anders als in den USA, wo selbst der kleinste Farmer Folder druckt, Videos dreht, Social Media bespielt. Dort ist Werbung Teil des Selbstverständnisses, hier wird sie oft als peinlich empfunden.

Dabei wäre genau das nötig: Mehr Kommunikation, mehr Offenheit, mehr Stolz.

Österreichs Tierschutzgesetze zählen zu den strengsten der Welt, warum nicht offensiv damit werben? Warum nicht die Türen öffnen, Journalisten einladen, Schulklassen führen? Wer nichts zu verbergen hat, braucht keine Angst zu haben. Und wer Wertschätzung will, muss zuerst einmal selbstbewusst zeigen, was er tut.

Denn wenn jeder Konsument die gleiche Achtung vor seinem Essen hätte wie der Landwirt vor seinen Tieren, wäre Veganismus nie zu einem Trend geworden.

Die Wahrheit ist: Auch die Landwirtschaft hat Fehler gemacht. Zu lange hat sie geschwiegen, zu lange veraltete Strukturen verteidigt, zu selten neue Wege beschritten. Das hat Raum geschaffen für Ideologie, für Gegenbewegungen, für Entfremdung. Und genau daraus ist ein Nährboden entstanden, auf dem veganer Fundamentalismus gedeihen konnte.

Heute steht vieles auf dem Spiel: die Unabhängigkeit unserer Ernährung, die Vielfalt unserer Kulturpflanzen, die Selbstbestimmung der Bauern. Alte Sorten verschwinden, Konzernfusionen nehmen zu, Patente auf Leben werden Realität. Zwischen 1836 und 1956 gab es

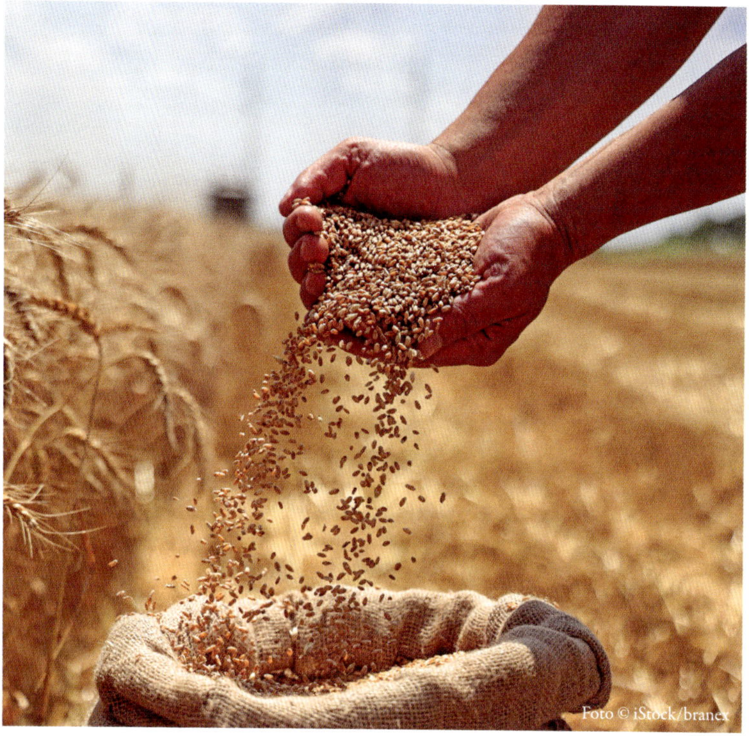


über 7.000 verschiedene Saatguttypen, heute sind davon weniger als 2.000 übrig.[9] Der Rest? Verschwunden, verdrängt, verboten.

Der Mensch gibt seine Ernährung in die Hände von ein paar wenigen. Und der Widerstand dagegen? Der kommt nicht aus der veganen Bewegung, er wird dort unbewusst unterstützt.

- Denn wer Ersatzprodukte kauft, stärkt die Industrie.
- Wer echte Lebensmittel meidet, schwächt die Landwirtschaft.
- Wer Vielfalt will, sollte nicht verzichten, sondern verstehen.

Veganismus ist nicht Rebellion. Veganismus ist, in seiner heutigen Form, ein Puzzleteil der globalen Vereinheitlichung.

9 ARCHE NOAH – Gesellschaft für die Erhaltung der Kulturpflanzenvielfalt & ihre Entwicklung (o. J.). *Sortenerhaltung*. Abgerufen am 21. Juni 2025 von https://www.arche-noah.at/sortenerhaltung/

# VEGANE ALMHÜTTEN? EIN GIPFELSIEG DER VERLOGENHEIT

## Die Kuh nur noch als Fotomotiv – das Ende echter Almkultur

Es gibt Orte, an denen man einst die Welt noch in Ordnung glaubte. Die Alm. Ein Rückzugsort, Sehnsuchtsort, Inbegriff der Einfachheit, Echtheit und Ursprünglichkeit. Dort, wo früher Hirten ihre Kühe molken, Sennerinnen Butter machten und der Geruch von frischem Heu und Mist in der Luft lag, da liegt heute der Duft von Kokosöl, Tofu-Würstchen und anderen Absurditäten. Willkommen in der neuen Realität: der veganen Almwirtschaft. Ein Phänomen, das nicht nur in urbanen Szenekreisen, sondern zunehmend auch in Regionen wie dem Gesäuse Einzug hält, dort, wo ich selbst lebe und mit ansehen muss, wie sich alpine Identität dem Zeitgeist beugt.

Was auf den ersten Blick nach Fortschritt und Vielfalt klingt, ist bei genauerem Hinsehen nichts anderes als ein krampfhaftes Einknicken vor dem Geschmack des modernen Wanderpublikums. Ein Publikum, das die Alpen Instagram-tauglich betritt: möglichst stylisch, möglichst nachhaltig, möglichst fleischfrei, eingehüllt in Funktionsgewebe und Kunstfasern, der Körper ummantelt von technischen Polymeren aus Erdöl, der Rucksack voll mit veganer Ethik, und auf den Lippen das Mantra des Klimas. Und so marschieren sie tapfer bergauf, nicht, um das Echte zu erleben, sondern um sich selbst zu inszenieren. Oben angekommen wird dann stolz ein „Seitan-Bergsteigergröstl" bestellt, das so viel $CO_2$ auf dem Buckel hat wie ein Mittelklassewagen auf der A2. Importiertes Sojaprotein aus Brasilien, Palmöl aus Indonesien, Cashewkäse aus Vietnam, aber Hauptsache: keine Kuh wurde „gequält".

Dabei steht sie meist ein paar Meter weiter, die echte Kuh. Sie, die seit Jahrhunderten Sinnbild der Almwirtschaft war. Sie, die das Landschaftsbild prägte, die mit ihrem Dung den Boden belebte und mit ihrer Milch ganze Generationen nährte. Heute steht sie nur noch da, halb Nutz-, halb Relikt-Tier. Denn der neue Almbetrieb will's zwar „urig", aber bitte ohne Tierleid. Der Witz daran: Ohne Kuh gäbe es weder Weide noch Wirtshaus, weder Käse noch Kaspressknödel. Ohne Tierhaltung gäbe es keine Alm. Punkt. Die Bewirtschaftung der Almen war immer gekoppelt an Tierhaltung – ökologisch, wirtschaftlich, sozial. Und sie war nie romantisch, sondern oft hart, entbehrungsreich, aber eben auch sinnstiftend. Genau das droht nun verloren zu gehen, aus Angst vor dem Kunden, aus Ehrfurcht vor der veganen Bewertung auf Tripadvisor.

Die Wirte dieser „trendigen" Hütten lügen sich in die eigene Rahmsuppe. Sie verkaufen vegane Kost aus industrieller Massenproduktion – und glauben damit, dem Tierwohl zu dienen. Dabei verzichten sie nicht auf Massentierhaltung, sondern tauschen bloß die Art: Statt Kuh, Schwein oder Huhn sind es jetzt Plantagenarbeiter in Afrika, Kinder in Kakaofarmen und Rodungstrupps im Amazonasgebiet, die ihren Preis zahlen. Die globale Lieferkette der veganen Wurst ist eben kein Feinkostladen der Moral, sondern ein Tauschgeschäft: Identität gegen Ideologie, Heimat gegen Hysterie.

Und was ist mit der Authentizität? Jener vielbeschworene Begriff, mit dem der Tourismus seit Jahrzehnten wirbt. Authentisch ist es wohl kaum, wenn man auf 1600 Höhenmetern eine „vegane Leberkässemmel" serviert bekommt, deren Zutaten man nicht einmal aussprechen kann. Was hat fermentierter Erbsenextrakt auf einer steirischen Alm verloren? Und warum wird das Kalbsrahmgulasch vom Menü gestrichen, während gleichzeitig importiertes Jackfruit-Gulasch angeboten wird? Es geht hier nicht um Vielfalt, sondern um Verdrängung. Verdrängung der bäuerlichen Realität durch urbane Trugbilder. Es ist ein Kulissenstück, das sich selbst ad absurdum führt. Es ist eine schizophrene Entwicklung, die vor allem eines zeigt: Der moderne Mensch, der sich moralisch überlegen wähnt, hat völlig den Bezug zur Wirklichkeit verloren. Denn während am Teller vegane Aufstriche aus peruanischen Chiasamen und Palmöl-Snacks gereicht werden, steht draußen auf der Almwiese eine Kuh, die keiner mehr braucht. Ihre Existenz wird zur Folklore degradiert, ein Instagram-Motiv für die Städter, die nach Natur dürsten, aber nichts mehr mit ihr anfangen können. Der Gipfel wird erklommen, nicht mehr um sich selbst zu spüren, sondern um es posten zu können. Der Weg zum veganen Kaiserschmarren ist kein spirituelles Erlebnis, sondern ein ökologisch zweifelhaftes Event, bei dem

man mit synthetischer Kleidung aus fossilen Brennstoffen, frisch angeliefert aus Fernost, der Umwelt ein Denkmal setzen will.
Die Betreiber dieser Hütten, viele von ihnen einst überzeugte Bauern mit gelebter Tierliebe und Traditionsbewusstsein, werfen ihre Überzeugungen über Bord. Aus Angst vor schlechten Onlinebewertungen oder einem woken Shitstorm wird die Jause enttierlicht, als würde man den Tieren dadurch einen Dienst erweisen. In Wahrheit ist es ein Betrug an sich selbst und an den Gästen. Denn der Sinn dieser Hütten lag nie im Lifestyle, sondern im Leben: harte Arbeit, saisonaler Rhythmus, natürliche Kreisläufe. Fleisch wurde nicht wegen der Fleischeslust gegessen, sondern weil es verfügbar war, es gab einfach keinen Milchersatz, Milch wurde gemolken und getrunken. Und wer keine Butter hatte, hatte Hunger.

Heute lässt man die Touristen gewähren, solange sie zahlen. Wirtschaftlich mag das nachvollziehbar sein, moralisch ist es ein Offenbarungseid. Die Gastgeber selbst werden zu Darstellern in einem Theater, dessen Drehbuch sie nicht geschrieben haben. Sie bedienen Erwartungen, die ihnen von außen aufgedrückt werden, von Gästen, die nie gemolken, geschlachtet oder gehungert haben. Zurück bleibt nur eine leere Hülle vermeintlicher Authentizität – gefüllt mit Industrieprodukten, die zwar grün glänzen, aber beim zweiten Hinsehen nicht einmal den Praxistest im regionalen Einkaufskorb bestehen würden.

Und dabei wäre die Alm gerade heute ein Symbol echter Nachhaltigkeit. Tierhaltung im Einklang mit der Natur, kurze Wege, ehrliche Produkte. Doch statt das zu zeigen, versteckt man sich hinter veganem Angebot und hofft, dass der Wind des Zeitgeists möglichst sanft weht. Was man vergisst: Wer sich mit dem Wind dreht, wird nie wieder festen Stand finden. In Wahrheit geht es längst nicht mehr um Ernährung oder Tierschutz, sondern um Zugehörigkeit. Vegan auf der Alm zu speisen, ist ein Statement, ein Bekenntnis zum urbanen Lifestyle, den man kurz ins Ländliche exportiert, um dort in sicherer Distanz zur Realität einen kleinen ökologischen Ablasshandel zu betreiben. Der Preis dafür: ein paar Euro mehr für die Linsenbällchen und das gute Gefühl, dem Klima einen Dienst erwiesen zu haben. Dass diese Mahlzeit aus Inhaltsstoffen besteht, die unter großem energetischen Aufwand aus Südamerika importiert wurden, dass sie auf einem Dieseltraktor zur Hütte gebracht und dort auf einem Gasherd erhitzt wurde – geschenkt. Hauptsache vegan.

Die Kuh hingegen, einst Mittelpunkt der Almkultur, wird zur Kulisse degradiert. Ihre Milch wird nicht mehr getrunken, ihr Kalb nicht mehr geschlachtet. Sie steht da wie ein Fossil vergangener Zeiten, ihre Daseinsberechtigung wird durch eine globale Ernährungsideologie infrage gestellt. Und der Wirt, der diese Kuh füttert, streichelt und kennt, serviert derweil vegane „Butter" aus Kokosöl. Weil der Markt es verlangt. Weil der Kunde es „ethisch vertretbar" findet. Und weil keiner mehr fragt, woher die Dinge kommen, wenn nur der Schein des Guten erhalten bleibt.

Wenn also das nächste Mal eine vegane Brettljause auf 1.600 Metern serviert wird, während die letzte Kuh bereits ins Tal verkauft wurde, sollte man sich fragen: Was genau feiern wir da eigentlich? Fortschritt oder das Ende einer Kultur?

Was dabei übersehen wird: Die Almwirtschaft ist kein Disneyland. Sie ist das Ergebnis harter Arbeit, über Generationen gewachsener Strukturen und gelebter Tradition. Ohne Tierhaltung würde keine dieser Hütten existieren. Ohne Milch, ohne Käse, ohne Fleisch hätte sich keine bäuerliche Familie in den steilen Hängen der Alpen gehalten. Der Stall war das Herz des Hauses, nicht die Speisekarte. Die vegane Umdeutung dieser Realität ist nicht nur ignorant, sondern eine Form kultureller Aneignung – betrieben ausgerechnet von jenen, die sich sonst für Diversität, Herkunft und Authentizität starkmachen.

Die Krönung dieser Farce sind die veganen Wandergäste, die in hochfunktionaler Outdoorkleidung aus Polyester und Nylon durch den Wald marschieren, um oben auf der Hütte eine Tofu-Wurst zu ordern. Ihr ökologischer Fußabdruck? So groß wie ihr moralisches Sendungsbewusstsein. Sie sprechen vom Tierwohl, während sie Produkte konsumieren, deren Inhaltsstoffe auf ausgebeuteten Plantagen gewachsen sind, deren Arbeiter weder Krankenversicherung noch Gewerkschaft haben. Sie träumen von einer besseren Welt und treten dabei eine alte Welt mit Füßen, die nachhaltiger war, als es jede modische Ernährungsform je sein wird.

Inmitten all dessen bleibt eine letzte Hoffnung: die Rückbesinnung. Auf Regionalität, auf Ehrlichkeit, auf Respekt gegenüber dem, was ist und nicht dem, was auf TikTok gerade gut aussieht. Die Alm braucht keine Marketingstrategie, sie braucht Verständnis. Kein veganer Wochenplan, sondern Wertschätzung für das Echte. Und vor allem braucht sie eines: Menschen, die nicht jedem Zeitgeist nachlaufen, sondern tief

verwurzelt ihre Tradition leben, auch wenn der Sturm der Meinungen um sie tobt.
Für mich ist diese Verlogenheit kaum noch auszuhalten. Es ist schlicht widerlich, mitanzusehen, wie sich gestandene Mannsbilder, einst stolz auf ihre Herkunft, ihre Hütte und ihre Handschlagqualität, nun im Wind des Zeitgeists verbiegen wie ein Blatt im Wind. Wirte, die früher den Kaiserschmarren mit echter Butter serviert und den Speck noch selbst geräuchert haben, laufen heute dem urbanen Lifestyle hinterher wie pubertierende Schüler ihrem TikTok-Idol.

Diese neuen „Gastgeber“ verkaufen lieber vegane Bratlfettn aus Palmöl, statt das anzubieten, wovon ihre Familie jahrzehntelang gelebt hat. Bald werden sie in veganen Lederhosen aus recyclebarem Maisgewebe einen glutenfreien Soja-Schmarren auftischen, begleitet von Alpenpanorama und WLAN-Hotspot, um jedem Zeitgeist-Touristen ein gutes Gewissen zu verkaufen. Ihre Almen werden zur Bühne, ihr Essen zur Farce, ihre Identität zum Marketingkonzept. Der Hausverstand hat längst unsere Berge verlassen, er fällt dem Aussterben zum Opfer.

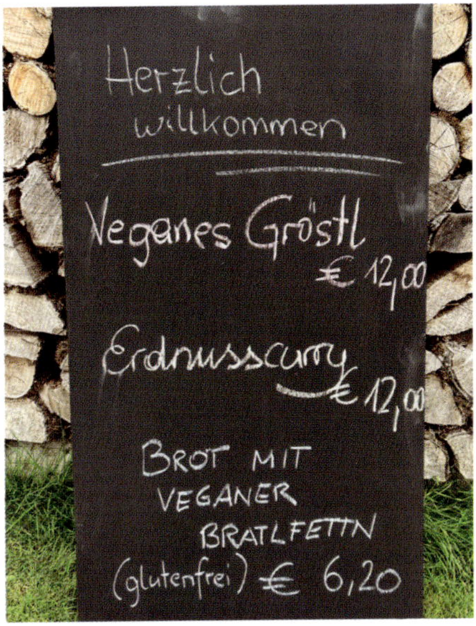
Herzlich willkommen
Veganes Gröstl
€ 12,00
Erdnusscurry
€ 12,00
BROT MIT VEGANER BRATLFETTN
(glutenfrei) € 6,20

Es ist ein Verrat an der Heimat, an den Vorfahren, an den Tieren und letztlich an sich selbst. Und man kann nur hoffen, dass dieser Irrsinn nicht das letzte Kapitel unserer Bergkultur schreibt.

# JAGEN – TÖTEN AUS EINEM VERNÜNFTIGEN GRUND

## Von der Notwendigkeit zur Kontroverse

Ein provokanter Titel, zugegeben. Und dennoch beruht er auf geltendem Recht. In der Schweizer Tierschutzgesetzgebung heißt es sinngemäß: Die jagdliche Tötung eines Tieres darf nur erfolgen, wenn ein vernünftiger Grund vorliegt. Dieser Grund setzt sich aus biologischen und ethischen Komponenten sowie aus gesetzlichen Bestimmungen zusammen. Eine Definition, die selbst die hartnäckigsten Tierrechtsaktivisten nicht völlig ignorieren können. Denn wenn das Töten verboten wäre, stünden weite Teile unserer Geschichte, ja unserer Existenz, unter Anklage.

Natürlich, ethische Fragen begleiten dieses Thema wie ein Schatten. Viele davon wurden in vorangegangenen Kapiteln bereits angesprochen, analysiert, hinterfragt. Und doch ist es unvermeidlich, sie an dieser Stelle erneut zu streifen, denn bei kaum einem anderen Thema prallen Ideologie und Praxis so hart aufeinander wie bei der Jagd.

Werfen wir einen Blick zurück: Die ersten rund 200.000 Jahre des Homo sapiens waren geprägt von der Jagd. Der Mensch war Jäger und Sammler, nicht aus Passion, sondern aus Notwendigkeit. Die Jagd war nicht Hobby, sondern Überleben. Sesshaftigkeit, Ackerbau und Viehzucht entwickelten sich erst vor etwas mehr als 10.000 Jahren. Vorher war das Tier die einzige nennenswerte Eiweißquelle. Wer jagte, lebte. Wer es nicht tat, starb.

## Jagd heute – Verantwortung statt Bambi-Mythen

Heute ist die Realität eine andere: In westlichen Gesellschaften trägt die Jagd nur noch einen verschwindend geringen Teil zur Ernährung bei. In Österreich liegt der Anteil von Wildbret am jährlichen Fleischkonsum bei unter 1 %, konkret bei etwa 0,7 %, von durchschnittlich rund 65 kg Fleisch pro Kopf und Jahr.[10] Dabei hätte Wildfleisch ernährungsphysiologisch einiges zu bieten: weniger Fett, mehr Spurenelemente, hoher Gehalt an Eisen, Zink, Selen und Vitaminen der B-Gruppe. Es ist naturbelassen, antibiotikafrei und stammt aus einem Leben in Freiheit, kein Stall, kein Gatter, kein Mastfutter.

Und dennoch findet es kaum den Weg auf unsere Teller. Warum? Vielleicht, weil die Jagd in der öffentlichen Wahrnehmung zunehmend dämonisiert wird. Der Jäger gilt in manchen Kreisen nicht mehr als Heger oder Naturschützer, sondern als Bambimörder, als Relikt einer gewaltverherrlichenden Kultur. Dabei ist die Jagd nicht stehen geblieben, sie hat sich weiterentwickelt. Technik, Ethik und Gesetzgebung haben sich verändert, zum Besseren.

Die verwendete Munition wird laufend optimiert, damit das Tier möglichst sofort verendet und das Fleisch weitgehend unverletzt bleibt. Optik und Zielfernrohre wurden verbessert, damit der Schuss sitzt, wo er soll. Kein Verziehen, kein Nachsuchen, kein unnötiges Leiden. Auch die Jagdausbildung ist umfassend und streng. Es genügt bei Weitem nicht, ein Gewehr zu besitzen. Wer jagen will, muss Prüfungen bestehen, Biologie, Jagdrecht, Waffenkunde, Wildtiermanagement und Ethik lernen.

Die Jagd ist längst kein elitäres Revier männlicher Selbstdarsteller mehr, sie ist Fachdisziplin und Verantwortung. In vielen Regionen ist sie das letzte funktionierende Instrument zur Regulierung von Wildbeständen, zur Prävention von Seuchen, zur Schadensvermeidung in Wald und Feld. Darüber hinaus sind Jäger die einzigen „Naturnutzer", die für ihr Hobby bezahlen– im Gegensatz zu Mountainbikern, Joggern, Tourengehern, Spaziergängern usw. – die sich oft über Jäger aufregen. Noch dazu tun sie etwas für die Erhaltung des Lebensraumes des Wildes, während eben diese anderen Naturnutzer Unruhe für Wildtiere bedeuten und ihren Lebensraum massiv beeinträchtigen.[11]

---

10 Bundesanstalt für Agrarwirtschaft und Bergbauernfragen (2022, 20. April). *Teilprojekt: Analyse der Wertschöpfungskette von Wildfleisch in Österreich*. Abgerufen am 21. Juni 2025 von https://www.bab.gv.at/index.php?option=com_content&view=article&id=2169:teilprojekt-analyse-der-wertschoepfungskette-von-wildfleisch-in-oesterreich&catid=146&Itemid=713&lang=de

11 Hespeler, B. (2024). *Die Jagd. Was bleibt und was sich ändert*. Leopold Stocker Verlag, Graz.

Dennoch steht sie unter Druck. NGOs wie PETA, WWF oder Vier Pfoten wettern regelmäßig gegen Jagd, Fleischkonsum und Tiernutzung im Allgemeinen. Dabei vergessen sie gerne, dass der größte Schaden am Tier nicht im Wald entsteht, sondern in Monokulturen, in Palmölplantagen, in den Pestizidwolken des Sojaanbaus.

## Ökologisches Gleichgewicht braucht den Jäger

Der Jäger hingegen tut das, was notwendig ist, mit Bedacht, mit Respekt, mit Wissen. Er reguliert nicht willkürlich, sondern nach Abschussplan, Wildbestandserhebung, Forstschutzkonzept. Der Abschuss ist nicht der Selbstzweck, sondern ein Teil des ökologischen Gleichgewichts.

Ein Revier, das überbevölkert ist, leidet. Die Tiere verhungern, werden krank, verdrängen sich gegenseitig aus ihren Lebensräumen. Das mag für Menschen, die ihre Naturkenntnisse aus Disney-Filmen haben, schwer zu begreifen sein. Doch die Realität kennt keine Romantik. Ein zentraler Punkt der modernen Jagd ist die Hege. Der Jäger ist nicht nur Erleger, sondern auch Versorger, insbesondere im Winter. Ohne die Fütterung durch den Menschen würden Reh- und Rotwild vielerorts verhungern, weil ihr natürlicher Lebensraum längst beschnitten wurde. Straßen, Zäune, Skigebiete, Siedlungen, Gewerbeparks. All das hat das Wild in seinem Aktionsradius massiv eingeschränkt. Der Mensch hat den Lebensraum zerstört, und der Jäger versucht ihn zu retten. Nicht aus Nostalgie, sondern aus Verantwortung.

Denn wer das Wild einfach „der Natur überlassen" will, verkennt die Realität. Es gibt keine echte Wildnis mehr. Keine unberührten Wälder, keine urwüchsigen Flächen, in denen sich ein Gleichgewicht von allein einstellt. Der Mensch hat sich in jede Nische gedrängt und mit ihm kamen Konflikte, Verdrängung, Überpopulation und Krankheiten. Der Jäger muss eingreifen, nicht weil er will, sondern weil eine natürliche Regulierung nicht mehr funktioniert.

Das gilt nicht nur für Pflanzenfresser, sondern auch für Raubwild wie Fuchs, Marder, Waschbär – Arten, die sich hervorragend an den Menschen angepasst haben. Ohne Bejagung würden sie rasch überhandnehmen, Bodenbrüter vernichten, Siedlungsränder verwüsten, Krankheiten verbreiten. Die Tollwut konnte in Österreich dank gezielter Fuchsbejagung praktisch ausgerottet werden, ein stiller Erfolg, den viele gar nicht wahrnehmen.

Dasselbe gilt für Seuchen wie die Schweinepest, Wildkrankheiten wie Räude oder Leberegel – ohne jagdliche Bestandskontrolle wären ihre Auswirkungen verheerend. Und auch bei der bevorstehenden Rückkehr großer Beutegreifer wie Wolf und Luchs wird die Diskussion bald nicht mehr abstrakt, sondern konkret, wenn immer mehr Schafe gerissen, Rehe vergrämt oder Almwirtschaften gefährdet werden.

Und doch steht der Jäger in der öffentlichen Wahrnehmung oft als Täter da. Als Schütze, als Killer, als Aggressor. Besonders laut sind dabei jene, die von Jagd und Natur keine Ahnung haben: urbane Idealisten, medial angestachelt, ideologisch festgefahren. Die veganen Kritiker, die sich lautstark empören, aber niemals einen Fuß ins Revier setzen würden. Für sie ist jeder Schuss Mord, jeder Abschuss ein Verbrechen.

Dabei bemühen sich viele Jagdvereine um Aufklärung: Reviergänge, Broschüren, Informationsabende, Schulprogramme. Man will zeigen, wie Jagd wirklich funktioniert. Doch oft stoßen diese Bemühungen auf eine Wand aus Vorurteilen, Ignoranz und Besserwisserei. Wer ideologisch dicht ist, lässt kein Wissen mehr rein. Und so schreit der Lauteste oft am uninformiertesten bzw. umgekehrt.

Doch nicht nur bei Reh und anderem Schalenwild wird Kritik laut, sondern besonders dann, wenn Fleisch nicht verwertet wird. Etwa bei der gezielten Bejagung von Raubwild oder invasiven Arten. Hier werfen Tierrechtler den Jägern vor, sie würden „nur zum Spaß“ töten. Dabei wird geflissentlich ignoriert, dass ökologische Regulation auch dann notwendig ist, wenn kein Filet im Kühlregal landet. Auch das Töten aus Gründen des Artenschutzes, der Krankheitsprävention oder der Bestandssicherung ist ein vernünftiger Grund und oft sogar ein besonders wichtiger.

Der Mensch steht im Zentrum eines Systems, das er selbst aus dem Gleichgewicht gebracht hat. Es ist nicht romantisch, nicht bequem, nicht publikumswirksam, aber es ist notwendig. Die Jagd ist Teil dieses Systems. Und der Jäger ist nicht sein Zerstörer, sondern oft sein letzter Hüter.

Am Ende bleibt eine einfache Wahrheit: Jedes Leben lebt auf Kosten von anderem Leben.

Dies gilt für alle Organismen, auch für Tierschützer, Vegetarier, Veganer und Jäger.[12] Wer das leugnet, lügt sich in die eigene Biologie.

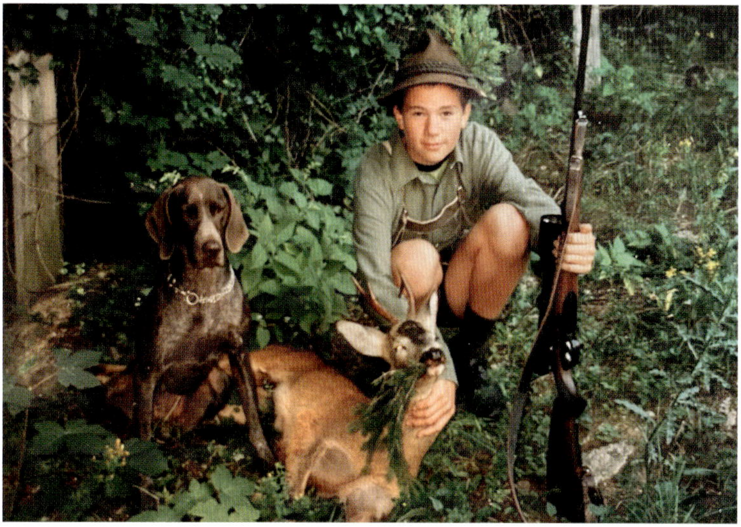

*Der Autor hat schon als Kind seinen Vater bei der Jagd begleitet (Bild oben). Die Kinder des Autors, 25 Jahre später (Bild unten).*

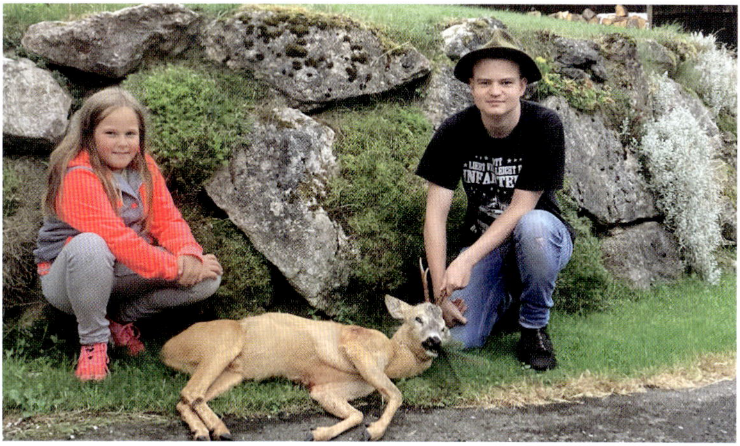

12 Jagen & Töten aus vernünftigem Grund (2. überarbeitete Auflage, Okt. 2016). Silberner Bruch e. V. Abgerufen am 21. Juni 2025, von https://www.silbernerbruch.org/wp-content/uploads/2016/10/SB-Broschüre-Jagen-Töten-aus-vernünftigem-Grund-2.-Endfassung.pdf

# REGIONALE FISCHE AM HAKEN DER GLOBALISIERUNG

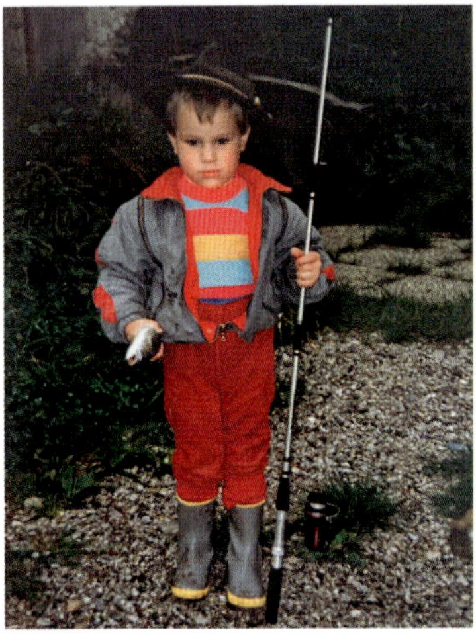

*Angeln ist die einzige Art von Philosophie, von der man satt werden kann.*
***Peter Bamm***[13]

Dieses Zitat würden unsere veganen Mitmenschen vermutlich mit einem müden Lächeln quittieren. Nicht weiter schlimm, denn für sie ist Angeln ohnehin so verwerflich wie Grillen. Außerdem, so der gängige Tenor, seien unsere Weltmeere sowieso bereits leer gefischt. Also lieber Finger weg vom Fisch. Doch stimmt das überhaupt?

Der Satz von den „leeren Meeren“ geistert seit Jahrzehnten durch Medien, NGO-Kampagnen und Schulbücher. Und ja – die globalen Fischbestände sind unter Druck. Aber dafür ist nicht der durchschnittliche Hobbyangler verantwortlich, auch nicht der Feinschmecker, der sich einmal die Woche eine Forelle gönnt. Vielmehr sind es die industrielle Hochseefischerei, die rücksichtslose Nutzung maritimer Ressourcen und der unreflektierte Expansionsdrang in der Nahrungsmittelproduktion, die für den Rückgang verantwortlich sind.

Doch nicht nur die Meere sind betroffen. Auch Flüsse und Seen stehen unter Druck, nicht durch Fang, sondern durch den Menschen und seine Infrastruktur. Der Bau von Wasserkraftwerken, das Begradigen von Flussläufen, das Ausbaggern von Fahrrinnen für den Schiffsverkehr, all das zerstört Lebensräume. Die Fließgeschwindigkeit ändert

---

13 Peter Bamm. *„Angeln ist die einzige Art von Philosophie, von der man satt werden kann.“ Zitate-Fibel*. Abgerufen am 21. Juni 2025 von https://zitate-fibel.de/zitate/peter-bamm-angeln-ist-die-einzige-art-von-philosophie-von-der-man-satt-werden-kann

sich, Sedimentverhältnisse werden verschoben, Laichplätze verschwinden, Fischwanderungen werden unterbrochen. Ganze Arten ziehen weiter, andere verschwinden, neue Arten – oft invasive – breiten sich aus. Kein plötzlicher Zusammenbruch, aber eine stille Erosion.

## Leere Lobby, lahmer Markt – wie Österreich seinen Fisch verliert

Doch anders als viele glauben bedeutet das nicht, dass der Fisch verschwindet, sein Lebensraum verlagert sich. Das ist für den Konsumenten ärgerlich, für den Berufsfischer ruinös, aber aus Sicht der Biologie nicht unnatürlich. Nur: Für die regionale Fischwirtschaft hat das gravierende Folgen. Wer früher fangfrischen Saibling aus dem Alpenfluss bekam, muss heute auf Tiefkühlware aus Fernost zurückgreifen. Der Import von Meeresfisch steigt, und mit ihm auch der ökologische Fußabdruck.

Hier kommen Fischfarmen ins Spiel, eine Alternative, die in den letzten Jahren stark ausgebaut wurde. In europäischen Küstenregionen werden große Mengen Lachs, Dorade, Wolfsbarsch und Co. in Aquakulturen gezüchtet, teils im offenen Meer, teils in geschlossenen Systemen. Eine nachhaltige Antwort auf den steigenden Bedarf? Nur teilweise.

Denn auch Fischzucht hat ihre Schattenseiten: die Belastung des Wassers durch Fäkalien und Futterreste, die Gefahr von Krankheiten, der Einsatz von Antibiotika, genetische Verarmung und die Probleme durch entkommene Zuchtfische in Wildpopulationen. Doch fairerweise muss man sagen: Die Branche hat dazugelernt. Viele Anlagen wurden modernisiert, Umweltschutzmaßnahmen eingeführt, Besatzdichten reduziert, die Fütterung optimiert. Forscher sehen sogar noch enormes Potenzial, vor allem in landgestützten, geschlossenen Kreislaufsystemen, die Wasser wiederaufbereiten und kaum Rückstände produzieren.

Ein System, das sich ökologisch und wirtschaftlich selbst reguliert. Denn: Wird die Besatzdichte zu hoch, verlangsamt sich das Wachstum der Fische, Krankheiten breiten sich aus, der Ertrag sinkt. Es ist ein natürliches Limit, das automatisch auf Effizienz drängt.

Das Ziel ist klar: Mehr Menschen sollen Zugang zu gesunder Nahrung erhalten, ohne Raubbau, ohne Monokultur, ohne Tierleid. Die Vision: Ernährungssicherheit durch intelligente Fischzucht. Schön und gut. Doch es bleibt die Frage: Warum ist ein Binnenland wie Österreich, mit Tausenden Teichen, Seen, Fließgewässern, immer noch zu 93 % auf Fischimporte angewiesen?[14] Und warum stammen über die Hälfte dieser Importe aus Ländern mit fragwürdigen Umwelt- und Sozialstandards?

Die Antwort ist ernüchternd: Weil der regionale Fisch keine Lobby hat. Keine Subventionen, keine Marketingbudgets, keine PR-Kampagnen. Während Fleisch durch AMA-Gütesiegel und Tierwohlplaketten medial präsent ist, dümpelt der heimische Fisch in der Nische. Nachhaltig produziert, oft direkt ab Hof verkauft, aber wirtschaftlich unterlegen, gegen das Preisdumping aus Asien, gegen Billigangebote mit „Bio"-Label aus dem Ausland.

Und das ist kein Zufall. Denn Importfisch ist von Zoll und Steuer begünstigt, während heimische Produzenten mit Auflagen, Genehmigungen und bürokratischen Hürden kämpfen. Wer auf Nachhaltigkeit setzt, wird nicht belohnt, sondern ausgebremst.

Während der heimische Fisch um Aufmerksamkeit kämpft, boomt der internationale Markt für Ersatzprodukte. Dabei spielt Fisch im veganen Speiseplan offiziell keine Rolle, der Konsum wird moralisch abgelehnt, ökologisch kritisiert, emotional verteufelt. Und doch: Der Appetit auf „Fischersatz" ist offenbar da. Die Industrie reagiert, mit Algenfilets, Soja-Thunfisch, veganem Lachs aus dem Tiefkühler oder auf Basis von Erbsenprotein. Was nicht nach Meer schmeckt, wird mit Aromen angereichert. Und was nicht gesund ist, wird mit Vitaminen künstlich ergänzt.

Omega-3-Fettsäuren, die im Fisch naturgemäß enthalten sind, insbesondere in fettreichen Arten wie Lachs, Hering, Makrele oder Sardine, sind mit pflanzlicher Ernährung schwer zu decken. Genau wie Vitamin B12 oder bestimmte Jodverbindungen. Stattdessen greifen viele Veganer zu Nahrungsergänzungsmitteln, teils hochverarbeitet, teils aus Algen extrahiert, teils synthetisch hergestellt. Es wird ergänzt, was fehlt,

---

14 Statista (o. J.). *Importmenge von Fisch nach Österreich*. Abgerufen am 21. Juni 2025 von https://de.statista.com/statistik/daten/studie/287416/umfrage/importmenge-von-fisch-nach-oesterreich/

nicht durch die Natur, sondern durch die Industrie. Und das nennt sich dann „bewusste Ernährung".

Und sobald „vegan" auf der Verpackung steht, gilt es automatisch als ethisch vertretbar, ökologisch sauber, gesundheitlich überlegen. Hinterfragt wird nichts mehr.

Dabei enthalten viele dieser Ersatzprodukte lange Zutatenlisten, unaussprechliche Zusatzstoffe, Stabilisatoren, Emulgatoren, Geschmacksverstärker und Farbstoffe. Und: meist Soja, jenen altbekannten veganen Grundstoff, dessen Herkunft wir ja schon mehrfach beleuchtet haben. Ob geräuchert, gepresst oder fermentiert: Aus Soja wird alles gemacht, was irgendwie an Fleisch oder Fisch erinnern soll. Nur schmecken tut es meist nicht danach.

Und wenn doch, dann nur mithilfe der Chemie. Was dabei entsteht, ist ein künstliches Produkt, das weder geschmacklich noch nährstofftechnisch mit echtem Fisch mithalten kann, aber als Innovation gefeiert wird.

EIN BEISPIEL: **„Drucklachs". Ein Wiener Startup will Lachsfilets aus dem 3D-Drucker herstellen.** Mit Pflanzenproteinen und Algenextrakten wird eine lachsähnliche Struktur Schicht für Schicht „gedruckt".[15] Die Farbe? Kommt von Rote-Bete-Pulver. Der Geschmack? Aus dem Aromalabor. Die Idee? Marktwirtschaftlich brillant. Kulinarisch? Geschmackssache. Ökologisch? Fraglich.

Denn auch dieser „Drucklachs" braucht Zutaten. Diese müssen angebaut, verarbeitet, transportiert, verpackt werden. Kein Unterschied zur industriellen Lebensmittelproduktion, nur mit anderem Etikett. Und obwohl der ökologische Fußabdruck solcher Produkte kaum geringer ist als der von Fisch aus verantwortungsvoller Aquakultur, wird er medial gefeiert. **Nicht, weil er besser ist, sondern weil er trendiger ist.**

Dabei war Fisch über Jahrhunderte ein elementarer Bestandteil der europäischen Ernährung. In Küstenregionen wie im Binnenland. Die

---

15 Falstaff (2020, 12. August). *Wiener Startup entwickelt Lachs aus dem 3DDrucker.* Abgerufen am 21. Juni 2025 von https://www.falstaff.com/profi/newsbeitrag/wien-statt-meer-als-das-vegane-wholecutlachsfiletausdem3ddruckerkam/

Donau, die Seenlandschaften der Alpen, die vielen Bäche, überall gab es Fisch. Und mit ihm auch Fischer: Berufe mit Tradition, mit Wissen, mit regionaler Bindung. Heute haben diese kaum noch Gewicht. Denn während Meeresfische global gehandelt werden, kämpft der heimische Karpfenteich ums Überleben.

Das Problem ist nicht der Fisch, es ist das Marketing. Salzwasserfische stammen meist aus Großfischereien mit zentraler Verteilung. Sie laufen in der Logik des Systems: Masse, Effizienz, Transport, Gewinn. Dagegen hat ein kleiner Forellenzüchter im Salzkammergut keine Chance, selbst wenn sein Produkt hochwertiger, frischer, nachhaltiger ist.

Es fehlt an Bewusstsein, nicht nur beim Konsumenten, sondern auch in der Politik. Regionaler Fisch müsste gefördert, beworben, sichtbar gemacht werden. Stattdessen wird über Fischersatz diskutiert, der nach Fisch schmeckt, aber keiner ist. Ein Paradoxon, das nur deshalb funktioniert, weil es keiner hinterfragt.

Am Ende bleibt die Erkenntnis: Fisch ist nicht das Problem, sondern seine systematische Verdrängung.

Und wer wirklich bewusst isst, der muss nicht verzichten. Er muss nur hinschauen.

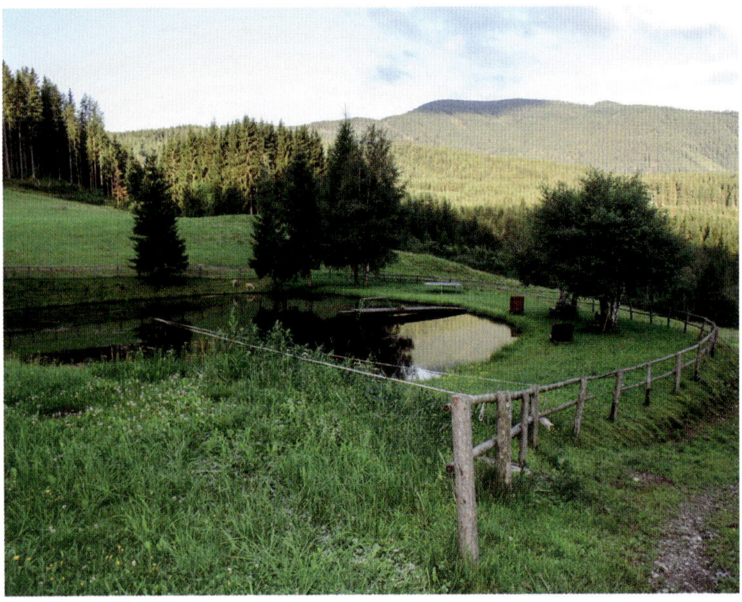

Foto © Konrad Liebchen

# VEGANISMUS UND DIE INDUSTRIE

## Wie Trends uns kränker machen, während sie Heilung versprechen

Längst hat bei unserem täglichen Brot die Industrie das Ruder übernommen. Kaum ein Produkt im Supermarktregal stammt noch aus echter Handarbeit oder bäuerlicher Kleinproduktion. Vom Anbau der Rohstoffe über die Weiterverarbeitung bis hin zum Branding, Konzerne und Industrie bestimmen, was auf unsere Teller kommt. Wer glaubt, sich bewusst zu ernähren, weil er ein Biolabel oder „vegan"-Siegel auf einer Verpackung entdeckt, ist oft Opfer eines durchdachten Marketingsystems.

Mit dieser Kontrolle durch Industrie und Handel verliert der Mensch die Hoheit über seine Ernährung. Es entstehen Misstrauen, Unsicherheit, Angst. Und aus dieser Angst heraus entstehen neue Trends. Gesundheitlich motiviert, moralisch aufgeladen, oft ideologisch aufgeheizt. Plötzlich hat jeder eine Intoleranz, ein Unverträglichkeitssyndrom, eine Sensibilität. Gluten, Laktose, Fructose, der Markt reagiert, schafft Ersatzprodukte, die teurer, aber nicht unbedingt gesünder sind. Die Industrie verkauft nun Lebensmittel für Menschen, die nicht krank sind, aber so leben, als wären sie es.

In den USA lebt inzwischen rund ein Viertel der Bevölkerung glutenfrei, obwohl laut medizinischer Statistik nur etwa 0,4 % an Zöliakie leiden und knapp 5 % an einer Weizensensitivität.[16] Was hier passiert, ist nicht medizinisch, es ist psychologisch. Menschen verlernen den Umgang mit natürlichen Lebensmitteln, ersetzen einfache Zutaten durch hochverarbeitete Alternativen. Statt Weizen, Wasser und Hefe landen chemisch isolierte Verdickungsmittel, Lecithine, Emulgatoren und Enzyme im Teig. Der Körper, der auf diese Stoffe nicht vorbereitet

---

16 Scharf, M. (2016, 15. Juni). *Deutliche Zunahme von glutenfreier Ernährung: Modeerscheinung oder tatsächlich oft gesünder?* In *Neues aus der Gastroenterologie.* Abgerufen am 21. Juni 2025 von https://www.endoskopie-drscharf.at/zunahme-glutenfreier-ernaehrung/

ist, reagiert mit Irritation und dann mit Verzicht. Ein Teufelskreis, befeuert durch Angst, Halbwissen und Influencer. Ganz ähnlich verhält es sich mit der veganen Ernährung.

## Vom Naturprodukt zum Laborersatz

Nehmen wir das Ei: ein Grundnahrungsmittel mit enormer Vielseitigkeit. Bindet, emulgiert, gibt Farbe, Volumen, Geschmack. In der Küche und Backstube ist es das Multitalent schlechthin. Es kann relativ einfach durch natürliche Produkte ersetzt werden (z. B. durch Apfelmus, Bananen, Leinsamen, Tomatenmark, Kartoffelstärke usw.). Wer allerdings auf gekaufte vegane Ersatzprodukte zurückgreift, landet schnell in der Trickkiste der Chemie- und Lebensmittelindustrie. Diese Eialternativen bestehen nicht selten aus Stoffen, die man unter normalen Umständen nicht freiwillig verzehren würde: modifizierte Stärken, Phosphate, Chlorate, künstliche Aromastoffe und, in manchen Fällen, Spuren von Mineralöl.

Besonders umstritten: das Johannesbrotkernmehl, häufig eingesetzt in veganen Rezepten und Fertigprodukten als Verdickungsmittel. Angebaut vor allem in Spanien, transportiert quer durch Europa, verarbeitet unter industriellen Bedingungen. Immer wieder tauchten in diesem Mehl Rückstände von Ethylenoxid auf, einem hochtoxischen Desinfektionsmittel, das in der EU als krebserregend gilt und in Lebensmitteln nichts verloren hat.

Und genau hier zeigt sich der große Widerspruch der veganen Ideologie: Man verzichtet auf ein natürliches Lebensmittel, das Ei, und ersetzt es durch ein chemisch konstruiertes Ersatzprodukt, dessen Herkunft, Zusammensetzung und Wirkung oft nicht transparent sind. Eine vermeintlich ethische Entscheidung wird zu einem gesundheitlichen Risiko – und das ausgerechnet in einer Zeit, in der „bewusste Ernährung“ so hoch im Kurs steht wie nie zuvor.

## Vegan, klimaneutral – und voller Pestizide

Auch beim Getreide sieht die Realität ähnlich aus. Nehmen wir Weizen. Österreich produziert jährlich rund 1,6 Millionen Tonnen, exportiert davon fast die Hälfte, importiert aber gleichzeitig über 1,1 Millionen Tonnen billigen Weizen, meist aus Ländern mit niedrigen Umwelt- und Sozialstandards.[17] Warum? Weil der heimische Weizen zu hochwertig ist. Zu viel Eiweiß, zu hoher Preis. Er ist für Teigwaren „überqualifiziert". Daher: Export des Guten, Import des Billigen. Wirtschaftlich verständlich, ökologisch und gesundheitlich zweifelhaft.

Denn der importierte Weizen kommt oft aus Regionen, in denen Glyphosat noch großflächig eingesetzt wird, jenes Totalherbizid, das seit 2013 in Österreich de facto verboten ist. Und obwohl die Wissenschaft bis heute uneins ist, stuft die WHO Glyphosat als „wahrscheinlich krebserregend" für den Menschen ein. Studien, die das Gegenteil behaupten, stehen in auffallender Nähe zur Industrie. Zufall?

Zurück zum Weizen: Laut einer Studie von Greenpeace18 bestehen etwa zwei Drittel des Mehls in Fertiglebkuchen, die in Österreich verkauft werden, aus importiertem Weizen, meist ohne Kennzeichnung. Während bei Rohmehl die Herkunft noch verpflichtend angegeben werden muss, verschwindet die Transparenz bei Halbfertig- und Fertigprodukten vollständig. Das Etikett verrät nichts über Bodenbelastung, Pestizideinsatz oder Transportwege, und der Konsument tappt im Dunkeln.

Doch was interessiert schon die Herkunft, solange „vegan" oder „klimaneutral" auf der Verpackung steht? Was zählt, ist die Botschaft, nicht der Inhalt.

Viele der pflanzlichen Grundstoffe für Ersatzprodukte stammen nicht aus Europa, sondern aus Regionen mit fragwürdigen ökologischen und arbeitsrechtlichen Bedingungen. Der Boom des veganen Lebensstils hat zu einem regelrechten Ansturm auf pflanzliche Rohstoffe aus Fernost geführt. Besonders gefragt: konservierte oder industriell verarbeitete Produkte wie Spargel, Pilze, Mandarinen, Tomatenmark oder Knoblauch, alle häufig in Konserven, Halbfertigprodukten oder in veganen Menüs.

In Deutschland stammen laut offiziellen Angaben fast 70 % der Mandarinenkonserven aus China, einem Land, in dem nicht nur die Arbeitsbedingungen, sondern auch Wasserqualität und Umweltstandards ka-

---

17 *Weizenernte in Österreich.* Abgerufen am 21. Juni 2025 von https://de.statista.com/statistik/daten/studie/287741/umfrage/weizenernte-in-oesterreich/

18 *Factsheet Lebkuchen. Ein Marktcheck von Lebkuchen in den Supermärkten.* Abgerufen am 12. August 2025 von https://greenpeace.at/uploads/2022/07/factsheet_lebkuchen_nov21.pdf

tastrophal sind. Die meisten Arbeiter verdienen dort weniger als 300 € im Monat, schuften oft über zehn Stunden täglich, ohne ausreichenden Arbeitsschutz. Die Produktion erfolgt unter Bedingungen, die mit europäischen Standards nicht vergleichbar sind, doch im Supermarktregal unterscheidet sich die Ware nur im Preis, nicht im Anschein.

Noch absurder: Die meisten dieser Importe pflanzlicher Lebensmittel unterliegen keiner strengen Kontrolle. Während tierische Produkte stichprobenartig geprüft werden, rutschen pflanzliche Erzeugnisse oft direkt in die Regale, inklusive Pestizidrückständen, Schwermetallen oder anderen Belastungen.

EIN BEISPIEL: **Tomatenmark,** das in Italien verarbeitet, aber aus chinesischen Tomaten hergestellt wurde, angebaut auf Böden, die laut chinesischem Umweltministerium **in 70 % der Fälle als kontaminiert gelten.**

Dazu kommen Pestizide wie **Chlorthalonil,** die in der EU verboten sind, in China jedoch weiterhin zum Einsatz kommen. Spritzmittelreste, toxische Böden, verunreinigte Gewässer, alles egal, solange das Produkt vegan, billig und „frei von Tierleid" ist. Nur dass man dabei **nicht das Tier**, sondern den **Menschen belastet**, nur subtiler.

EIN BEISPIEL: **Mandarinenkonserven.** Nach dem Schälen der Mandarinen wird die verbliebene Schale chemisch mit **Laugenbädern** entfernt, anschließend abgespült, die Früchte werden mit **Zuckerwasser aufgefüllt** und dann versiegelt.[19] Doch woher kommt dieses Wasser? In weiten Teilen Chinas ist **Leitungswasser nicht trinkbar**, es enthält oft Rückstände von Industriechemikalien, Pestiziden, Schwermetallen. Laut offiziellen Angaben **haben rund 100 Millionen Menschen in China keinen Zugang zu sauberem Wasser**, selbst dort, wo „Trinkwasser" verfügbar ist, erfüllt es nicht einmal nationale Standards.

---

19 *Gutmann, J. (2020, 15. Januar). Warnung vor giftigen Mandarinen in Supermärkten: Spritzmittel hat schlimme Effekte. Merkur. Abgerufen am 21. Juni 2025 von https://www.merkur.de/leben/gesundheit/warnung-vor-giftigen-mandarinen-supermaerkten-spritzmittel-schlimme-effektezr13267459.html*

Doch das alles spielt in der Debatte um vegane Ernährung kaum eine Rolle. Der Konsument verlässt sich auf Etiketten, auf Labels, auf Marketingbotschaften. Kontrolle? Fehlanzeige. Bewusstsein? Mangelware. Und wenn die Herkunft eines Produkts dann doch einmal auffliegt, ist es längst im Magen, oder schon verdaut.

Dass viele dieser fragwürdigen Produkte überhaupt auf unseren Tellern landen, ist Ergebnis eines weltweit vernetzten Systems, das sich nicht an Ethik oder Umweltbilanz orientiert, sondern einzig und allein an Kosten, Marge und Marktzugang. Pro Jahr importiert Deutschland über 700.000 Tonnen Lebensmittel aus China, ein Großteil davon pflanzlicher Natur (wie z. B. Kleie, Gemüsezubereitungen, Schalenfrüchte, Trockenfrüchte, Spargel, Mandarinen, Tomatenmark). Der Großteil davon kommt per Schiff nach Hamburg, wird kurz in Lagerhallen zwischengelagert und dann an Supermärkte, Gastrozulieferer oder Großküchen verteilt. Und die Kontrolle? Stichprobenartig, aber nur bei tierischen Produkten.

Pflanzliche Produkte hingegen passieren die Grenze ohne nennenswerte Hürde. Warum? Weil die EU-Kontrollverordnung zwischen tierisch und pflanzlich unterscheidet und weil Lobbyisten ganze Arbeit geleistet haben, um pflanzliche Produkte aus der Prüfpflicht weitgehend herauszunehmen. Die Qualitätssicherung wird ausgelagert, an den Konsumenten. Was schmeckt, wird gegessen. Was krank macht, merkt man später.

Gleichzeitig entstehen am anderen Ende der Welt neue Produktionszentren für „Food Tech“. In Kalifornien, Israel oder Singapur arbeiten Start-ups mit Milliardeninvestitionen an gedruckten Steaks, künstlichem Lachs oder Fleisch aus dem Bioreaktor. Die Idee klingt futuristisch, wird aber zur Realität. Doch wer stellt die Rohstoffe bereit? Wer kontrolliert die Prozesse? Und wer verdient daran?

EIN BEISPIEL: **Beyond Meat.** Das prominente Unternehmen wurde 2009 in Kalifornien gegründet, galt jahrelang als **Posterboy der veganen Zukunft.** Nach dem Börsengang 2019 explodierte der Aktienkurs, Investoren wie Bill Gates, Leonardo DiCaprio oder Tyson Foods waren früh mit an Bord. Die Produkte, Burgerpatties, Würste, Chicken-Nuggets – bestehen aus **Wasser, Erbsenproteinisolat, Rapsöl, Aromen, Verdickungsmitteln und Farbstoffen.** Geschmacklich solide, optisch überzeugend, aber in Wahrheit ein Produkt der Industrie.

**Doch 2023/24 kam der Absturz: Der Aktienkurs sank um über 90 %, Verkaufszahlen stagnierten, Verbraucher verloren das Vertrauen.[20] Der Grund? Zutatenlisten, die immer länger und unverständlicher wurden. Eine Studie der Harvard School of Public Health zeigte, dass hochverarbeitete Fleischersatzprodukte gesundheitlich keineswegs überlegen sind, im Gegenteil: Sie können Blutzucker, Entzündungswerte und Fettstoffwechsel sogar negativ beeinflussen.[21]**

Der Traum vom ethischen Fast Food bekam Risse. Heute kämpft Beyond Meat mit massiven Verlusten, Personalkürzungen, Imageproblemen und der Erkenntnis, dass ein pflanzlicher Burger nicht automatisch ein guter ist. Doch der Konzern ist nicht allein. Auch andere Hersteller (Impossible Foods, Oatly, Eat Just) müssen feststellen: Industrieprodukte bleiben Industrieprodukte, auch wenn sie aus Pflanzen bestehen.

## Folgen für unsere Landwirtschaft

Mit dem Boom an pflanzlichen Ersatzprodukten wächst die Nachfrage nach einigen wenigen Rohstoffen: Erbsen, Soja, Reis, Sonnenblumen, Raps. Das Resultat: Monokulturen. Wo früher Vielfalt herrschte (alte Sorten, Mischkulturen, regionale Besonderheiten), dominieren heute Industriestandardpflanzen, angepasst an die Bedürfnisse der Großverarbeiter. Ökologisch ist das ein Desaster: Die Böden werden ausgelaugt, Krankheiten breiten sich schneller aus, der Pestizideinsatz steigt. Nachhaltigkeit? Fehlanzeige.

---

20 Beyond Meat, Inc. (2025, Mai 7). *Q1 2025: Umsatzrückgang von 9,1 % auf 68,7 Mio USD; Rückzug der Jahresprognose, Aktien 33 % im Minus YTD*. In *Nasdaq via Quiver Quantitative*. Abgerufen am 21. Juni 2025 von https://www.nasdaq.com/articles/beyond-meat-reports-q1-2025-revenue-decline-and-announces-100-million-secured-financing

21 Harvard T. H. Chan School of Public Health. (2024, August 13). *Significant link found between heme iron found in red meat and type 2 diabetes risk*. Abgerufen von https://www.hsph.harvard.edu/news/significant-link-found-between-heme-iron-found-in-red-meat-and-type-2-diabetes-risk/

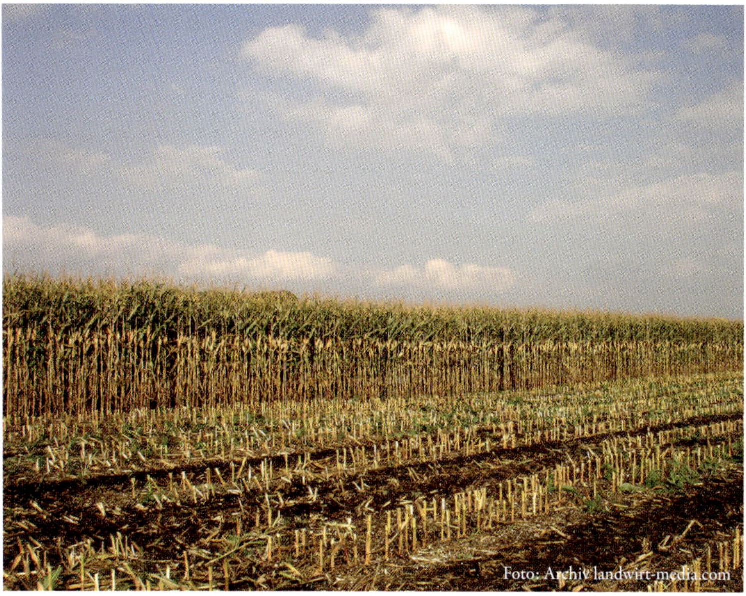


Je mehr der vegane Trend in die Mitte der Gesellschaft drängt, desto mehr zeigt sich: Er ist kein Gegenentwurf zur Industrie, sondern ein neuer Wachstumszweig innerhalb der Industrie. Die großen Player der Lebensmittelbranche haben das längst erkannt und setzen auf vegane Eigenmarken, pflanzliche Produktlinien und „klimafreundliches Image". Dabei hat sich der Markt nicht demokratisiert, sondern konzentriert.

Was auffällt: Die Kontrolle über unsere Lebensmittel liegt in immer weniger Händen.

Weltweit dominieren nur wenige Konzerne den Markt für Saatgut, Dünger, Pflanzenschutzmittel und damit letztlich die gesamte Kette vom Feld bis zur Verpackung. Bayer, Corteva, Syngenta, BASF. Namen, die früher nur Landwirten etwas sagten, aber heute die Grundlagen der veganen Ernährung mitbestimmen. Denn wer kontrolliert, welches Soja, welche Erbse oder welche Rapslinie angebaut wird, der bestimmt auch, welche veganen Produkte am Ende im Supermarkt landen.

**WUSSTEN SIE?**

**Ein Großteil der Lebensmittel in deutschen Supermärkten stammt von nur neun Konzernen. *(inFranken.de, 2022)***

Dabei geraten alte Sorten, regionale Vielfalt und bäuerliche Autonomie unter Druck.

Zwischen 1836 und 1956 existierten in Europa rund 7.000 unterschiedliche Saatguttypen (die Zahl bezieht sich auf alle angebauten Kulturpflanzen, nicht nur auf Getreide). Heute sind es weniger als 2.000. Der Großteil davon ist industriell gezüchtet, genormt und durch Patente geschützt. Wer alte Sorten anbauen will, muss aufwendige Zulassungsverfahren durchlaufen. Viele geben auf. Die Konsequenz: Einheitsware statt Vielfalt, Hochleistung statt Robustheit.

Doch das hat nicht nur ökologische Folgen, sondern auch kulturelle. Geschmäcker verschwinden, Farben verschwinden, Konsistenzen verschwinden. Was bleibt, ist das Immergleiche. Die Erdbeere schmeckt immer gleich, sieht immer gleich aus, verliert ihr Aroma. Das gilt für Tomaten, Äpfel, Karotten, ja sogar für Kräuter. Der Mensch wird entmündigt in einem System, das ihm vorgaukelt, er hätte die Wahl, dabei entscheidet längst der Konzern.

Und gerade der vegane Konsument fällt oft auf diese Illusion herein. Denn wer glaubt, mit seinem Einkaufsverhalten Widerstand zu leisten, unterstützt in Wahrheit ein System, das nur eine andere Verpackung gewählt hat, aber dieselben Strukturen nutzt: industrielle Landwirtschaft, globale Lieferketten, Niedriglöhne, Plastikverpackungen, synthetische Zusatzstoffe.

Die industrielle Vereinheitlichung frisst sich durch unsere Ernährung. Und das Ironische: Der Veganismus liefert ihr das perfekte Image. Modern, gesund, ethisch, nachhaltig. Nur ist davon kaum etwas wahr.

FAZIT: **Was bleibt?**

- **Ein Lebensstil, der moralisch erhoben, aber ökonomisch durchkalkuliert ist.**
- **Ein Ernährungstrend, der die gleiche Industrie stärkt, die man zu kritisieren vorgibt.**
- **Und ein Markt, der mit „Tierleidfrei"-Labels Milliarden verdient, während das echte Leid längst woanders passiert: auf kontaminierten Feldern in China, in ausgezehrten Böden Europas, in Monokulturen, in Lagerhallen, in Fabriken.**

**Was der Mensch dabei verliert?**

- **Mehr als Geschmack: Kontrolle, Wissen, Unabhängigkeit und letztlich seine Freiheit.**

Was sich durch all diese Entwicklungen zieht wie ein roter Faden, ist das Phänomen des Etikettenschwindels in neuem Gewand. Früher wurde mit „Qualität aus Österreich" geworben, auch wenn das Schwein aus Ungarn kam und in Tirol nur verpackt wurde. Heute heißt es „vegan", „frei von Tierleid" oder „nachhaltig" und der Konsument glaubt, er tue sich und der Welt etwas Gutes.

Dabei ist die vegane Lebensmittelwelt nicht ehrlicher, sondern raffinierter im Framing. Ein Produkt, das aus drei Kontinenten stammt, in fünf Verarbeitungsschritten entsteht, zwölf Zusatzstoffe enthält und in Plastik eingeschweißt ist, wird als „clean" vermarktet, weil kein Tier direkt daran beteiligt war.

Doch wie „clean" ist ein Erbsenprotein-Würstchen mit Methylcellulose, Farbstoff E160a, Konservierungsstoff E250 und Aromen unbekannter Herkunft?

## Vegan ist kein Synonym für gesund

In Wahrheit sind viele Ersatzprodukte das genaue Gegenteil: hochverarbeitet, nährstoffarm, kalorisch dicht und voller technischer Hilfsmittel. Der neue Begriff dafür in der Wissenschaft: „ultraprocessed foods", also Lebensmittel, die so stark manipuliert sind, dass sie mit ihrem natürlichen Ursprung kaum mehr etwas zu tun haben.[22]

**WUSSTEN SIE?**

**Laut der Deutschen Gesellschaft für Ernährung (DGE) hat die vegane Ernährung keine gesundheitlichen Vorteile gegenüber einer vegetarischen.** ***(AOK, o. J)***

---

22 Swissveg – Schweizer Verein für vegane Ernährung (o. J.). *Ultra-Processed Foods.* Abgerufen am 21. Juni 2025 von https://www.swissveg.ch/de/ultra-processed-food?language=de

Genau diese Produkte dominieren das vegane Angebot im Einzelhandel. Warum? Weil sie hochprofitabel sind. Die Marge auf vegane Fleischalternativen ist um ein Vielfaches höher als bei herkömmlichem Fleisch. Das ist auch der Grund, warum alle großen Supermarktketten eigene vegane Linien auf den Markt geworfen haben, ob „V-Love" bei Migros, „Natur aktiv" bei Hofer oder „Plant Chef" bei Tesco. Hinter der grünen Verpackung steckt jedoch dasselbe Kalkül wie immer: Hauptsache günstig einkaufen, teuer verkaufen, Kundenbindung mit Lifestyle-Image.

Was dabei völlig untergeht: die heimische Landwirtschaft. Während einst jede Region ihre Spezialitäten hatte, von der Kärntner Kasnudel bis zum Vorarlberger Alpkäse, verdrängen heute industrielle Produkte den bäuerlichen Ursprung aus dem Bewusstsein.

Selbst Biohöfe kämpfen zunehmend mit Konkurrenz aus dem Ausland, weil der Preis nicht mehr mithalten kann und der Konsument lieber ein „veganes Gulasch" aus Indonesien kauft als einen Schweinsbraten vom Hof um die Ecke.

Die Ironie ist bitter: Der Veganismus hat es geschafft, sich als ethische Revolution zu inszenieren und entpuppt sich in Wahrheit als das perfekte Einfallstor für die totale Industrialisierung unserer Ernährung. Vegane Ernährung bedeutet v. a. in Bezug auf Halbfertig- und Fertigprodukte nicht Vielfalt, nicht Regionalität, nicht Saisonalität, sondern synthetische Globalnahrung unter grünem Deckmantel.

Wenn also der nächste hippe Biomarkt mit Quinoaburger aus Peru, Kokosmilch aus Sri Lanka und veganem Pesto aus China wirbt, dann wissen wir: Es geht nicht um Ernährung. Es geht um Erzählung.

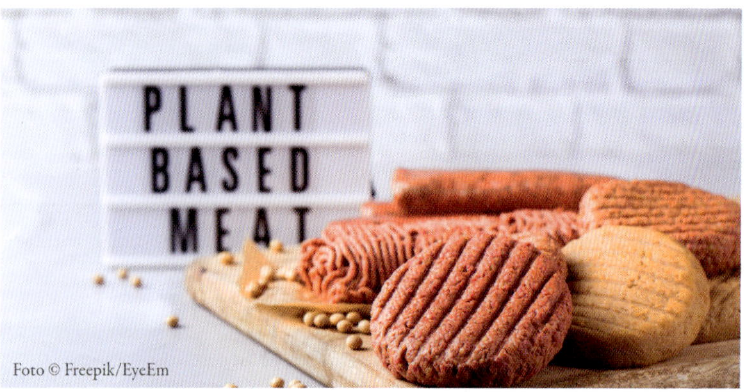

Foto © Freepik/EyeEm

# VEGANE HUNDE- UND KATZENHALTER

## Haustierliebe mit Fleischhunger

Warum sollten Veganer keine Haustiere halten dürfen? Der Hund gilt ja als bester Freund des Menschen und das unabhängig davon, ob Herrchen sich von Steak oder Sojaschnitzel ernährt. Doch womit werden unsere liebsten Vierbeiner eigentlich gefüttert? Die Rede ist hier nicht von Kaninchen oder Goldhamstern, sondern von Hund und Katze. Zwei Arten, die von Natur aus Fleischfresser sind. Oder waren. Oder sein sollten. Denn was mittlerweile im Napf landet, würde selbst so manchem Futterhersteller Tränen in die Augen treiben, aus Mitleid oder aus Scham.

Früher, in einer Zeit, in der man Tierwohl noch auf dem Bauernhof statt auf Instagram diskutierte, wurde Tierfutter vorwiegend aus Schlachtabfällen hergestellt. Also aus dem, was für den menschlichen Verzehr nicht verwertbar war: Notschlachtungen, Innereien, Knorpel, Knochenmehl. Diese Methode hatte zwar keinen Glamourfaktor, aber einen Sinn: Verwertung statt Verschwendung.

Doch mit der steten Zunahme von Haustieren in Europa und der ganzen Welt – allein in Deutschland leben über 10 Millionen Hunde und 16 Millionen Katzen – reicht dieser „Restefleisch-Kreislauf" längst nicht mehr aus.[23] Es wird Fleisch produziert, damit Tiere es fressen.

## Fleischproduktion für Haustiere

Diese Tatsache wollen viele Vegetarier und Veganer wohl lieber verdrängen oder gar nicht wissen. Zu sehr lieben sie ihre Lilli, ihren Diego, ihre Minka. Zu groß wäre die kognitive Dissonanz, sich einzugestehen, dass der eigene tierische Mitbewohner einen gewaltigen

---

23 Zentralverband Zoologischer Fachbetriebe Deutschlands e.V. (o. J.). *Heimtiere in Deutschland: Marktdaten zur Heimtierpopulation 2024.* Abgerufen am 21. Juni 2025 von https://www.zzf.de/marktdaten/heimtiere-in-deutschland

$CO_2$-Fußabdruck hinterlässt. Studien[24] sprechen davon, dass die globale Landnutzung und der Energieverbrauch der Fleischindustrie bis zu 25 % auf die Haltung fleischfressender Haustiere zurückzuführen ist. Die Katze als Klimakiller. Keine Schlagzeile, aber eine Realität.

Durchschnittlich verursacht ein Hund im Laufe seines Lebens rund 8,2 Tonnen $CO_2$, verbraucht je nach Größe über 1 Tonne Fleisch und hinterlässt nebenbei noch ca. 1 Tonne Kot. Letzterer ist nicht nur lästig, sondern potenziell gefährlich. Toxokarose, eine durch Hundekot übertragbare Infektion, kann beim Menschen zu Lebervergrößerung, neurologischen Störungen oder Erblindung führen. Besonders betroffen können Kinder sein, die im Park spielen.

Noch problematischer wird's, wenn Hunde auf landwirtschaftlich genutzten Flächen ihr Geschäft verrichten. Gelangen Parasiteneier auf Futterpflanzen, kann das bei Rindern zu Aborten, Totgeburten oder lebensschwachen Kälbern führen. So wird aus dem treuen Begleiter schnell ein unerkannter Feind von Tierwohl, Landwirtschaft und Klima.

## Vegane Ernährung für Haustiere?

Was passiert, wenn Herrchen oder Frauchen plötzlich beschließt, das eigene Tier ebenfalls vegan zu ernähren? Ja, das gibt es. Ja, es ist legal. Und ja, es ist absurd.

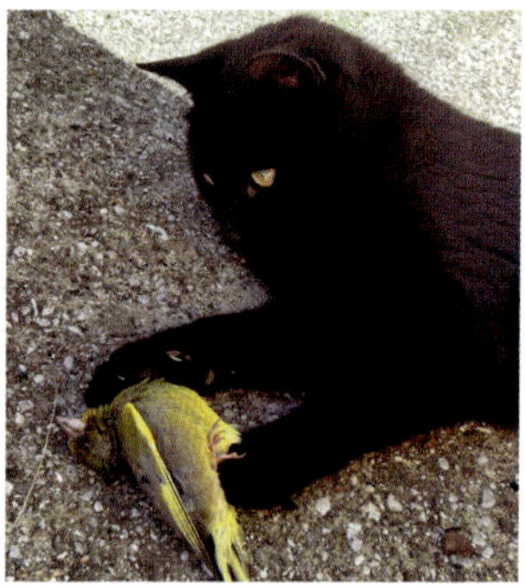

Vor allem bei Katzen, die nach allen zoologischen Kriterien obligate Karnivoren sind. Heißt: Sie müssen Fleisch fressen, um überleben zu können. Ihr Körper braucht Taurin, Arachidonsäure, Vitamin A in tierischer Form, alles Stoffe, die in Pflanzen schlicht nicht enthalten sind. Die Konsequenz einer veganen Katzenernährung? Mangelerscheinungen, Muskelschwäche, Er-

24 EO (2022, 25. Januar). *Klimabilanz von Haustieren: Eine Tonne $CO_2$ pro Jahr und Hund*. Abgerufen am 21. Juni 2025 von https://www.geo.de/natur/nachhaltigkeit/klimabilanz-von-haustieren--eine-tonne-co2-pro-jahr-und-hund-31568480.html

blindung, Organschäden, im schlimmsten Fall: Tod durch Ideologie. Artgerechte Haltung sieht anders aus.

Hunde sind da etwas flexibler, sie gelten als opportunistische Allesfresser. Sie könnten rein theoretisch mit veganem Futter überleben, wenn es perfekt abgestimmt ist. Doch wie viele Veganer mit Hund prüfen wirklich das Taurinprofil, kontrollieren die Zusammensetzung der Aminosäuren und lassen regelmäßig Blutwerte checken? Der Hund wird zum Versuchskaninchen. Nicht aus Not, sondern aus ideologischer Konsequenz.

Ein Hund, der mit einem halbfaden Erbsenbrei gefüttert wird, hat keinen ethischen Vorteil gegenüber einem Hund, der sich über ein Schweineohr freut. Er hat aber definitiv weniger Freude am Leben.

## Haltung von Haustieren in urbanen Ballungszentren?

Diese Frage ist generell bedenklich: Ist es artgerecht, eine Katze in einer 50-$m^2$-Wohnung zu halten, ohne Auslauf, ohne Beute, ohne Revier?

Ist es artgerecht, einen Border Collie dreimal am Tag für zehn Minuten Gassi zu führen, an der Leine, zwischen Beton, Lärm und Streusalz?

Würden Tiere am Bauernhof unter derartigen Bedingungen gehalten, hätte man den Landwirt längst angezeigt.

Denn: Während sich Veganismus oft auf das Tierwohl beruft, wird genau dieses Tierwohl im Alltag oft ignoriert – zumindest dann, wenn es um Haustiere geht. Hier zählt nicht das Tier, sondern die Emotion. Das „süß sein", das „Kuscheln", das „Familienmitglied".

Aber: Tiere sind keine Menschen. Und Tierliebe ist nicht automatisch Tiergerechtigkeit.

Früher hatten Hunde und Katzen eine klare Funktion im bäuerlichen Alltag:

Der Hund bewachte Haus und Hof, begleitete den Hirten, beschützte die Herde.

Die Katze hielt Stall und Speicher frei von Mäusen. Sie hatte Revier, Aufgabe und Respekt.

Heute sitzen Tiere auf dem Beifahrersitz, tragen Wintermäntel und bekommen Geburtstagsgeschenke. Und doch wird oft vergessen, was sie eigentlich brauchen: Instinktauslastung, Freiheit, Bewegung, Natur.

Das hier ist kein Plädoyer gegen Haustiere. Es ist ein Aufruf zu mehr Kohärenz und Ehrlichkeit. Wer sich ein Tier ins Haus holt, übernimmt Verantwortung, nicht nur für Streicheleinheiten, sondern auch für Futter, Haltung, Umwelt und Gesellschaft.

Wer vegan lebt, aber gleichzeitig seinen Hund mit Fleisch füttert, sollte sich fragen, wo die Grenze der moralischen Flexibilität verläuft. Und wer das Tier auch noch auf pflanzliche Kost umstellt, sollte sich gründlich beim Tierarzt informieren bzw. Fachbücher lesen[25] oder besser gleich die Finger davon lassen.

Natürlich gibt es Ausnahmen. Natürlich lieben viele Tierbesitzer ihre Tiere mit Verstand, informieren sich, halten sie artgerecht und verantwortungsvoll. Aber genau diese Gruppe sollte doch auch anerkennen, dass nicht jede Haustierhaltung ein Ausdruck von Tierliebe ist und nicht jede Tierliebe mit veganem Anspruch vereinbar.

Manchmal ist Verzicht ehrlicher als Schönfärberei. Vielleicht wäre es also ein Gebot der Stunde, Haustierhaltung nicht als Statussymbol oder Seelentrost zu sehen, sondern als das, was sie ist: Ein Eingriff in das Leben eines anderen Wesens mit Verantwortung, mit Folgen, mit Konsequenz. Wer das nicht tragen will, sollte es lassen.

Der ehrliche vegane Tierhalter bleibt beim Meerschweinchen oder beim Kaninchen. Da kann man zur Not das Gemüse teilen.

Die Debatte um Haustierhaltung in veganen Haushalten führt zwangsläufig zu einem größeren Thema: Was ist Tierliebe überhaupt und wann wird sie zur Selbstliebe mit Fell?

Denn der Trend zur Tiervermenschlichung nimmt groteske Züge an. Hunde mit Regenjacken, GPS-Tracker und Thunfisch-Atemspray. Katzen mit eigenem Instagram-Kanal, Ayurveda-Menü und energetisiertem Trinkwasser. Was als „liebevolle Fürsorge" etikettiert wird, ist in Wahrheit oft ein emotionaler Ersatz für Bindung und Kontrolle.

Das Tier ist dem Menschen nicht in erster Linie nützlich, wie einst auf dem Bauernhof, sondern dient zur emotionalen Selbstbestätigung. Man „liebt Tiere", weil man sich selbst darin gespiegelt sieht: unschuldig, treu, bedingungslos.

In dieser Dynamik fällt es leicht, Unvereinbarkeiten zu übersehen. Etwa die Tatsache, dass Tiernahrung längst ein Milliardengeschäft ist,

25 Deutz, A./Handl, S. (2022). *Hundefutter. Bedarfsorientiert füttern.* Leopold Stocker Verlag, Graz.

ein Markt, der global wächst und von den gleichen Konzernen beliefert wird, die auch das Convenience-Futter für Menschen herstellen. Mars Inc., Nestlé, Unilever, sie alle betreiben eigene Haustiermarken, z. B. Royal Canin, Purina, Pedigree, Cesar, Whiskas.

Der Markt für Tiernahrung allein in Europa liegt bei über 30 Milliarden Euro jährlich, mit steigender Tendenz. Allein in Österreich geben Haushalte durchschnittlich pro Tier über 700 € pro Jahr für Tiernahrung aus.[26]

Und auch hier gilt: „Bio", „Getreidefrei", „vegan", „nachhaltig", sind Verkaufsargumente, keine Qualitätsmerkmale.

Besonders skurril wird es, wenn vegane Hundehalter das Fleischfutter für ihr Tier bei einem Onlineshop mit $CO_2$-Kompensation bestellen oder der vegane Katzenbesitzer über Wochen durch Foren irrt, um endlich ein Sojafutter mit synthetischem Taurin zu finden, das die Katze nicht verweigert. Das Tier wird zum moralischen Projekt.

Was vergessen wird: Das Tier hat keine moralischen Ideale. Es hat Bedürfnisse. Biologische. Instinktive. Und diese zu ignorieren, weil sie nicht ins eigene Weltbild passen, ist nicht ethisch, sondern egozentrisch.

Fragt man einen Verhaltensforscher, was eine Katze artgerecht braucht, bekommt man klare Antworten: Revier, Jagd, Fleisch, Ruhe, Bewegung, Kontrolle über ihren Lebensraum.

All das fehlt in einer veganen Innenstadtwohnung mit Sojafutter und Duftkerze. Das ist keine Tierliebe, das ist symbolische Haltung zur eigenen Aufwertung.

## Der ökologische Preis der Haustierliebe

Dieser Aspekt gehört beleuchtet, auch wenn er nicht speziell Veganer betrifft, sondern sich alle Haustierhalter Folgendes bewusst machen sollten:

Laut einer Studie der University of California aus dem Jahr 2017 (Gregory Okin) verursachen Hunde und Katzen allein in den USA

---

26 *Heimtiernahrung in Österreich – Umsatz und Prognose*. Abgerufen am 21. Juni 2025 von https://de.statista.com/outlook/cmo/lebensmittel/heimtiernahrung/oesterreich

mehr als 64 Millionen Tonnen $CO_2$ pro Jahr, das entspricht etwa dem Ausstoß von 13 Millionen Autos.[27]

Und: Die Fleischmenge, die US-Haustiere jährlich fressen, entspricht ein Drittel des gesamten Fleischkonsums des Landes. Die Klimabilanz eines durchschnittlichen mittelgroßen Hundes liegt übrigens über der eines SUVs, nur ohne Abwrackprämie.

Auch Tierärzte schlagen zunehmend Alarm: Zahlreiche Tiere leiden an Allergien, Übergewicht, Gelenkschäden und Verhaltensstörungen, weil sie wie Menschen behandelt werden, inklusive Couch, Kalbsleberwurst und Netflix.

Besonders paradox: Während Veganismus sich (meist zu Unrecht) als gesund und ökologisch verkauft, verursachen vegane Haushalte mit Haustieren überdurchschnittlich hohe ökologische Belastungen durch Spezialfutter, Plastikverpackungen, Tierarztkosten, Transporte, etc.

Fassen wir zusammen: Ein Veganer mit Wohnungskatze, die synthetisches Futter aus Indien frisst, kann ökologisch nicht so nachhaltig leben wie ein Fleischesser mit Hühnern im Garten, die Küchenabfälle fressen und Eier legen.

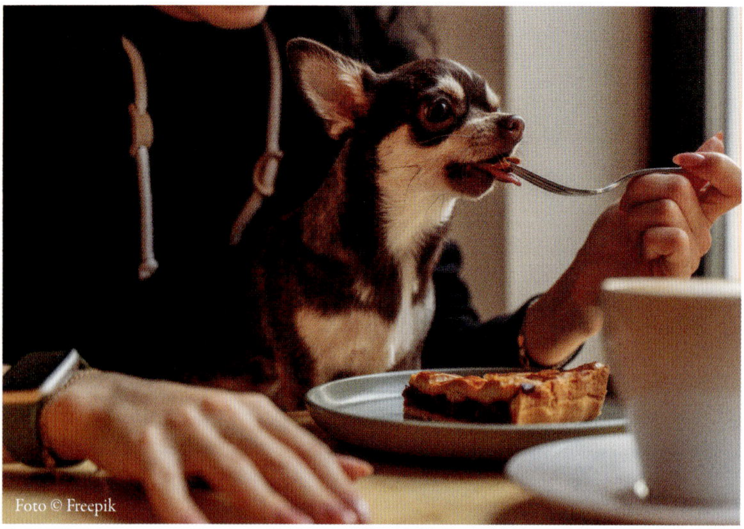
Foto © Freepik

27 *Ulrich, V. (2017, 8. August). So verpesten unsere Hunde und Katzen die Umwelt. WELT. Abgerufen am 21. Juni 2025 von https://www.welt.de/kmpkt/article167384583/So-verpesten-unsere-Hunde-und-Katzen-die-Umwelt.html*

# LEDER, FELLE UND PRODUKTE DES ALLTAGS

## Die Wahrheit unter der Jacke

Es ist mehr als nur Fleisch, das uns Tiere liefern. Seit Anbeginn der Menschheit hat der Mensch sich mit Fellen gewärmt und mit Leder bedeckt. Bevor das Polyester aus Fernost die Supermärkte eroberte, war es tierische Haut, die uns vor Kälte, Witterung und Öffentlichkeit schützte. Die Lederherstellung gilt daher nicht umsonst als eine der ältesten Handwerkskünste der Weltgeschichte. Was einst mit urzeitlichen Methoden (Tierhaut, Asche, Rauch und Muskelkraft) begann, wurde über die Jahrhunderte verfeinert, professionalisiert und technologisiert. Die Qualitäten von Leder wurden besser, die Verarbeitung effizienter und der Nutzen vielfältiger.

Unterschiedliche Lederarten (aus Rind-, Ziegen-, Hirsch- oder Schweinehäuten) werden für verschiedene Zwecke genutzt. Leder an sich wäre heute aus unserem Alltag kaum wegzudenken: Schuhe, Gürtel, Taschen, Autositze, Möbel, Handschuhe, Motorrad- oder andere Bekleidung, Fußbälle, Sättel, Uhrenarmbänder und vieles mehr werden daraus hergestellt.

Während der urbane Lifestyle-Veganer im Biomarkt den Sojaaufstrich misstrauisch auf Palmöl prüft, trägt er gleichzeitig Sneakers mit Ledersohlen, made in Italy.

Anders verhält es sich mit Pelzen, die seit Jahrzehnten einen schlechten Ruf genießen, und das nicht ganz zu Unrecht. Bilder von Tierquälerei auf Pelzfarmen und ethisch fragwürdigen Praktiken haben die öffentliche Meinung geprägt. Die Konsequenz: sinkende Nachfrage, massive Kritik, politische Regulierungen. In Deutschland schloss 2019 die letzte Nerzfarm. Ein Sieg für den Tierschutz? Ja, zumindest symbolisch.

Denn die Diskussion um Pelz hat sich weiterentwickelt. Heute geht es weniger um Massenzucht, sondern um Nachhaltigkeit.

In der modernen Kürschnerei hat der Umwelt- und Naturschutz Einzug gehalten. Viele Pelzprodukte stammen mittlerweile aus der regulären Jagd, etwa aus der Raubwildregulierung, also dem gezielten Bejagen von Arten wie Marder, Fuchs oder Waschbär, die ohnehin aus ökologischen Gründen entnommen werden müssen. Anstatt diese hochwertigen Felle zu entsorgen, werden sie verarbeitet. Eine Praxis, die nicht nur sinnvoll, sondern auch ethisch vertretbar erscheint.

Ein Pelzmantel aus heimischem Wild, handgefertigt und bei richtiger Pflege über 100 Jahre tragbar, ist ökologisch deutlich nachhaltiger als die „Tierfrei"-Mode aus Synthetik. Letztere wird in Billiglohnländern unter fragwürdigen Bedingungen hergestellt, enthält Polyester, Acryl und Mikroplastik und landet nach drei Wintern auf dem Müll.

Während ein echter Pelz biologisch verrottet, bleibt die vegane Jacke aus recyceltem PET für Jahrhunderte erhalten. Als Mahnmal für missverstandenen Aktivismus.

Und doch gelten Leder und Felle in der heutigen moralisch aufgeladenen Debatte nicht nur als Produkte, sondern fast schon als politische Statements. Wer sich in Leder hüllt, steht schnell unter Verdacht, „Tierleid auf der Haut" zu tragen. Doch diese Sichtweise verkennt eine einfache Tatsache: Kein einziges Tier wird ausschließlich wegen seines Leders getötet.

Leder ist ein Nebenprodukt der Fleischindustrie und damit ein Paradebeispiel für nachhaltige Verwertung. Würde man Tierhäute ungenutzt entsorgen, entstünden neue Müllberge, statt Ressourcen zu nutzen.

## Ganzheitlich genutzt, nachhaltig & umweltfreundlich

Wenn also schon ein Tier geschlachtet wird, dann wäre es doch geradezu fahrlässig, seine Haut nicht zu verwerten. Der Begriff „Respekt" gegenüber dem Tier bedeutet eben auch, es ganzheitlich zu nutzen, so wie es jahrtausendelang üblich war. In vielen traditionellen Kulturen galt genau das als Selbstverständlichkeit: Das Tier gab Nahrung, Kleidung, Werkzeug, Klebstoff, Seife, Dünger und Musikinstrumente.

Heute hingegen schreien dieselben, die gegen Leder protestieren, nach nachhaltiger Kreislaufwirtschaft und kaufen gleichzeitig Sneakers aus Polyester und Bitterschokolade aus Monokulturplantagen.

Besonders paradox wird es beim Thema „veganes Leder". Klingt zunächst nach der perfekten Lösung. Lederoptik, aber ohne Tier. Doch schauen wir genauer hin: Die meisten veganen „Lederalternativen" bestehen aus PVC (Polyvinylchlorid) oder PU (Polyurethan), beides

Erdölprodukte mit fragwürdiger Umweltbilanz. Sie sind nicht biologisch abbaubar, lösen Mikroplastik aus, werden oft in Asien produziert und halten meist nur wenige Jahre, wenn überhaupt.

Leder hingegen hat eine Haltbarkeit von Jahrzehnten. Es altert, aber es vergeht nicht. Es wird schöner mit der Zeit, nicht brüchig, sondern patiniert.

Eine Ledertasche kann vererbt werden. Ein Kunstledershopper landet nach drei Saisonen im gelben Sack, inklusive Reißverschluss aus Zinkdruckguss und Mikrofasern im Ozean.

Und wie steht's mit den Preisen? Ein echtes Lederschuhpaar hält zehn Jahre, ein veganes aus Kunststoff vielleicht drei. In Summe zahlt der bewusste Konsument also mehr fürs Wegwerfen als fürs Behalten.

Neuere Entwicklungen setzen auf pflanzliche Lederimitate: Ananasleder (Piñatex), Pilzleder (Mylo), Kaktusleder (Desserto), Apfelleder (AppleSkin). Klingt aufregend, ist es aber nur bedingt. Denn viele dieser „natürlichen" Alternativen benötigen chemische Stabilisatoren, Harze und Kunststoffe, um überhaupt haltbar zu sein. Die Rohmaterialien müssen aufwendig verarbeitet, teils mit Lösungsmitteln behandelt und versiegelt werden.[28]

Das Resultat: eine ökologische Bilanz, die bestenfalls mittelmäßig ausfällt, weil viele Produkte auch nicht einmal recycelbar sind.

Die ironische Pointe: Ausgerechnet jene, die kein totes Tier tragen wollen, entscheiden sich für Ersatzstoffe, die Umwelt und Klima langfristig stärker belasten.

Aber das stört nicht. Hauptsache, man kann ein Häkchen bei „Cruelty-Free" machen und sich auf Instagram moralisch überlegen geben. Die industrielle Modeindustrie hat längst verstanden: Moral verkauft sich besser als Qualität. Was bleibt, ist der schale Nachgeschmack einer Scheinethik. Ein echter Mantel aus Wildpelz, regional erlegt, traditionell verarbeitet, wird skandalisiert. Ein Teddy-Mantel aus Acryl, produziert unter fragwürdigen Bedingungen in Bangladesch, mit Etikett „vegan approved", wird gefeiert.

Wer diesen Widerspruch nicht erkennt oder erkennen will, hat das Thema nicht verstanden oder will es nicht verstehen.

---

28 PETA Deutschland e. V. (2022, 16. August). *Veganes Leder: Das sind die 11 besten pflanzlichen Lederalternativen*. Abgerufen am 21. Juni 2025 von https://www.peta.de/veganleben/veganes-leder/

## Tierische Inhaltsstoffe in anderen Produkten

Nicht nur Kleidung enthält tierische „Nebenprodukte". Der aufgeklärte Veganer, der beim Restaurantbesuch den Parmesan mit „ist der auch wirklich ohne tierisches Lab?" hinterfragt, wird beim Wein überrascht sein.

Denn zur Klärung von Wein und Fruchtsäften wird oft Gelatine (aus Schweineschwarte, Knochen oder Häuten) oder Kasein (aus Frischmilch) eingesetzt, sogenannte Verarbeitungshilfsstoffe, die nicht kennzeichnungspflichtig sind, weil sie im Endprodukt „theoretisch" nicht mehr enthalten sind. Na dann, Prost! Wer ganz sicher sein will, der trinkt Bier, am besten naturtrüb und lokal gebraut.

Und wenn der Veganer dann am Abend unter die Dusche springt, lauert dort die nächste Überraschung: Tenside in Shampoo, Seife und Duschgel stammen nicht selten aus tierischen Fetten. Die Alternative? Palmöl, mit dem bekannten Nebeneffekt: Abholzung von Regenwäldern, Verlust von Lebensraum, Tod tausender Tierarten. Tierleid im neuen Gewand; grün verpackt und zertifiziert.

Ähnliches gilt für Zahnpasta, die Knochenmehl enthalten kann, oder für Zigaretten, bei denen das Hämoglobin aus Schweineblut als Filterhilfe dient.

Eine beruhigende Nachricht für die rauchenden Veganer: Solange es Omnivore gibt, werden Schweine ohnehin geschlachtet. Ihr Konsum trägt zur besseren Verwertung bei. Oder aber gleich das Rauchen aufgeben, die Lunge sagt danke.

Noch mehr tierische Spuren finden sich dort, wo man sie am wenigsten erwartet: Autoreifen, Fahrradreifen, Leim, Foto- und Druckfarben, Banknoten, Lacke, Zahnbürsten, Musikinstrumente ... Stearinsäure, ein Fettsäureprodukt aus tierischen Quellen, ist in vielen technischen Alltagsgegenständen enthalten. Und selbst in der Medizin: wer in der Herzchirurgie landet, wird vielleicht mit einer Bioprothese aus Schweineperikard gerettet, ohne es zu wissen.

Der menschliche Fortschritt ist, ob gewollt oder nicht, tief mit dem Tier verbunden, funktional, historisch, medizinisch.

Doch nun zur Erotik. Ein Bereich, den auch der ethisch-korrekte Konsument nicht auslassen will. Vegane Kondome erobern den Markt. Wer nicht nur fleischlos essen, sondern auch fleischfrei lieben möchte, greift zu Produkten ohne Kasein, einem Milchprotein, das bei der Herstellung von Naturkautschuk-Kondomen traditionell eingesetzt wird.

Eine Aussage, die nicht nur das Thema Verhütung, sondern die Fortpflanzung an sich infrage stellt, ist ein Werbeslogan der Firma Releaf: „Lieber Baumstamm als Stammbaum", eine Einladung zum Kinderverzicht, um den Planeten zu retten.

Und selbst beim Spielzeug für Erwachsene wird ethisch aufgerüstet: Kunstleder und Holztoys ersetzen tierische Materialien. Die Liebe bleibt, das Leder geht.

Nicht zu vergessen ist ein weiterer Punkt: Die vegane Kosmetik. „Beauty ohne Tierleid" klingt gut, ist aber nicht ganz so eindeutig. Denn vegan bedeutet zunächst nur: keine tierischen Inhaltsstoffe. Das sagt nichts über Tierversuche aus, weder am Endprodukt noch bei der Entwicklung einzelner Inhaltsstoffe. Wer wirklich sicher sein will, braucht eine Kombination aus Siegeln: „vegan", „cruelty-free", „bio", „fair", „natur", „klimaneutral" und am besten gleich „heiliggesprochen". PETA (People for the Ethical Treatment of Animals) veröffentlicht regelmäßig Positivlisten, doch selbst da wird's unübersichtlich. Das Gesicht bleibt glatt, die Transparenz eher nicht.

Der informierte Veganer weiß über viele dieser Dinge Bescheid, oder glaubt es zumindest. Zahlreiche Webseiten und Social-Media-Kanäle widmen sich ausschließlich der Jagd nach „tierischen Produkten im Alltag". Und meist steht hinter der Aufklärung direkt ein Shop – mit veganen Alternativen zum doppelten Preis.

Minimalismus gegen Maximalpreise, ein Geschäftsmodell, das Ethik zur Premium-Marke erhebt. „Lieber mehr bezahlen für weniger Inhalt", so das Motto. Der neue Luxus ist Verzicht – solange man ihn sich leisten kann.

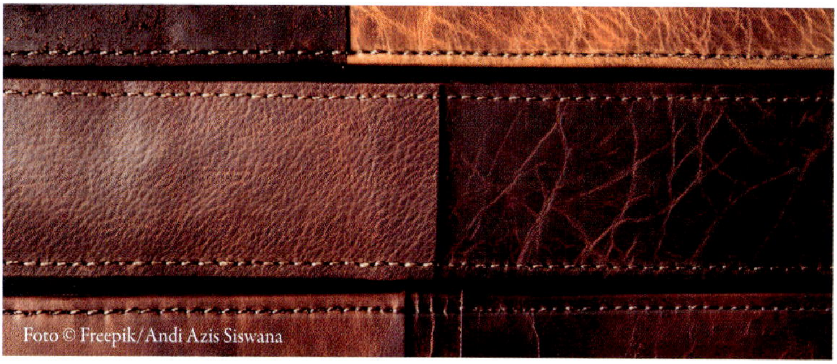
Foto © Freepik/Andi Azis Siswana

# TIERISCH GESUND

## Von Paracelsus bis Proteinpulver – warum Extreme selten gesund sind

Der Aspekt der Gesundheit ist für so manchen Veganer ein wichtiges Argument für seine Abkehr von tierischen Produkten. Ist tierische Nahrung wirklich ungesund? Es scheiden sich wieder einmal die Geister bei diesem Thema. Es gibt Studien, die belegen, dass Fleisch und Wurstwaren Auslöser für einige Volkskrankheiten sein können wie beispielsweise Krebs, Bluthochdruck oder Diabetes. Sicher belegen lässt sich das natürlich nicht, aber für die nötige Medienaufmerksamkeit sind diese Studien auf jeden Fall gut genug. Dass die Inhaltsstoffe von Wurst wie Salz, Nitrite und Nitrate bei übermäßigem Konsum nicht gesund sein können, liegt auf der Hand. Es kommt aber immer auf die Sichtweise des Betrachters an. So wird der fleischlose Körndlveteran diese gesundheitsschädlichen Argumente immer höher bewerten und nennen als die positiven, die eben Fleisch und Wurstwaren auch zu bieten haben, ebenso wie umgekehrt überzeugte Omnivoren positive Studien über Fleischkonsum als Argumente heranziehen. Vitamine und Mineralstoffe, die in Fleisch enthalten sind, sind der Gegenpol zu den „ungesunden" Inhaltsstoffen.

Was Fleisch an sich betrifft, ist immer nur die Verarbeitung schuld an einer möglichen gesundheitsschädlichen Wirkung. So werden beispielsweise beim Räuchern (Selchen) polyzyklische aromatische Kohlenwasserstoffe freigesetzt, die eben gesundheitsschädliche Wirkungen haben, oder auch heterozyklische aromatische Amine, die entstehen, wenn man das Fleisch zu stark erhitzt. Wenn von Krebs durch Fleischkonsum gesprochen wird, wird meist Darmkrebs genannt. Aber wie hoch ist das Risiko wirklich?

Es besteht ein grundsätzliches Risiko von 5,6 % für Frauen und 7,1 % für Männer, in ihrem Leben an Darmkrebs zu erkranken, dieses Risiko erhöht sich um ca. 1 %, wenn täglich 50 g Wurst konsumiert werden. Vergleicht man dieses Risiko mit dem von Rauchern, wonach fast 90 % aller Lungenkrebserkrankungen auf den Konsum von Zigaretten zurückzuführen sind, relativiert sich das Risiko für Fleischtiger sehr schnell wieder.[29]

Und überhaupt: Wenn jedes zweite Curry oder Grillgut mit Kurkuma, Pfeffer und Chili gewürzt ist – allesamt Stoffe mit nachweislich krebsvorbeugender Wirkung – dann sollte die Bratwurst vielleicht sogar mit einem „leicht krebsausgleichenden Effekt" etikettiert werden. Wenn schon, dann bitte vollständig argumentieren!

Ist die Gesundheit also wirklich Grund genug, Veganer zu werden? Wie schädlich sind Milch, Käse, Eier und Honig wirklich? Übermäßiger Konsum eines einzelnen Produktes und somit einseitige Ernährung ist mit Sicherheit nicht gesund, egal ob Fleisch, Fisch, Gemüse, Obst oder eben vegane Eiweißpampe aus Sojaextrakt.

Denn wie Paracelsus schon sagte: „Die Dosis macht das Gift." Ein weiser Satz, heute leider völlig aus dem Kontext gerissen. Statt Maß und Mitte, lieber Fanatismus und völliger Verzicht. Die goldene Mitte ist out, entweder veganes Fasten oder fleischiger Kontrollverlust.

Da es mittlerweile für jeden Ernährungsstil eine eigene Lobby gibt, gibt es auch für jede Gruppierung eine eigene Studie. Für Otto Normalverbraucher scheint es in der Fülle der Publikationen mittlerweile unmöglich, einen völlig wertfreien und unabhängigen Standpunkt beziehen zu können. Man ist gezwungen, sich auf die eine oder andere Seite zu schlagen, wieder liegt der Vergleich mit der Corona-Impfung auf dem Tisch. Entweder dafür oder dagegen. Hauptsache, man hat Recht!

Der Vorwurf, ein Fleischfresser würde immer für den Konsum von Fleisch plädieren, mag wohl stimmen, ein Veganer wird Gleiches für sein pflanzliches Gnadenbrot tun. Einziger Schönheitsfehler: Den Fleischliebhaber stört die Gemüsedeko am Grillteller nicht, der Veganer hat da sehr wohl Berührungsängste mit der Fleischeslust.

Aber zurück zur Gesundheit, dem Herzstück unseres Lebens. Die Risiken, die die Karnivoren auf sich nehmen, um ihre Genüsse zu befriedigen, scheinen, wie bereits erörtert, ja dennoch relativ gering, denkt man daran, dass auch Veganer sterben müssen.

---

29 MaxPlanckInstitut für Bildungsforschung (2015, 30. Oktober). *Unstatistik des Monats: Wursthysterie – die WHO warnt vor Darmkrebsrisiko durch Wurstkonsum.* Abgerufen am 21. Juni 2025 von https://www.mpib-berlin.mpg.de/unstatistik-fleischkonsum-erhoeht-darmkrebsrisiko

# Von Mangelerscheinungen & Nahrungsergänzungsmitteln

Aber wie gesund lebt eigentlich der Veganer? Gibt es aufgrund der eingeschränkten Ernährung Mangelerscheinungen?

„Vegan geht nicht ohne Pharma", titelte 2018 eine große deutsche Zeitung, doch stimmt das wirklich?[30]

Um dies seriös beurteilen zu können, sollte man wohl ein Medizin- oder Biologiestudium vorweisen können, oder man beruft sich wie in meinem Fall auf Studien und Erfahrungsberichte, die sich mit diesem Thema beschäftigen. Was jedenfalls selbst eingefleischte Veganer bestätigen: Vitamin B12 kommt in pflanzlichen Nahrungsmitteln kaum bis gar nicht vor.

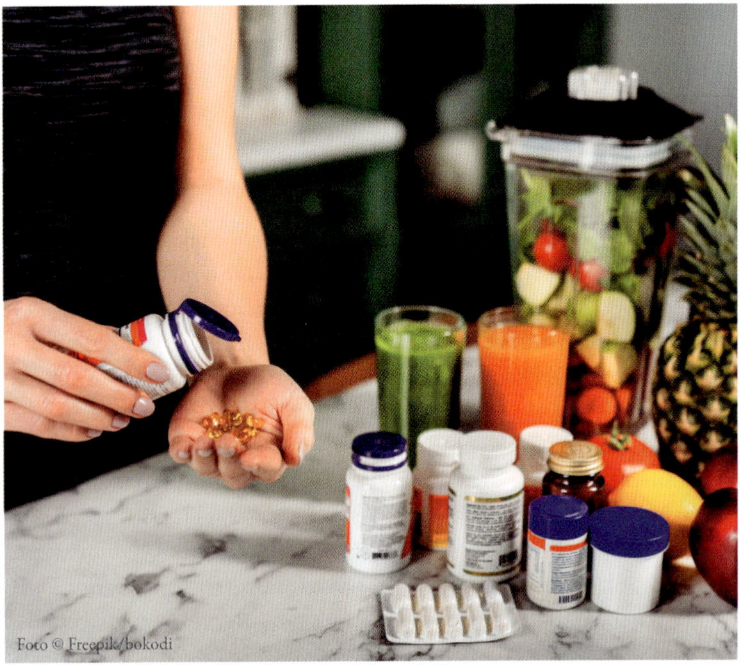

Foto © Freepik/bokodi

30 Hecht, E. (2018, 27. August). *Veganismus: Mediziner warnen vor Mangelernährung. Frankfurter Allgemeine Zeitung.* Abgerufen am 21. Juni 2025 von https://www.faz.net/aktuell/race-to-feed-the-world/veganismus-mediziner-warnen-vor-mangelernahrung-15756772.html

Die vegane Alternative? Ganz einfach: Bier trinken! Als Bierbrauer kann man diese These natürlich nur unterstützen und fördern. Um den Tagesbedarf zu decken, reichen schon fünf Liter Bier pro Tag, wer das nicht schafft, muss eben auf Nahrungsergänzungsmittel zurückgreifen. Oder seine Trinkgewohnheiten anpassen.

Nüchtern betrachtet führt bei veganer Lebensweise kein Weg an Nahrungsergänzungsmitteln vorbei, dieses Eingeständnis machen sich viele Veganer inzwischen selbst, genauso wie ihre Interessenvertreter. Und selbige vermarkten diese Ersatzpräparate natürlich auch gern. Ein Schelm, wer Böses denkt.

Von dem eben genannten Vitamin B12 führt das Sortiment weiter zu Kalzium, Jod, Vitamin D, Omega-3-Fettsäuren und Eisen, alles Stoffe, die im pflanzlichen Speiseplan entweder zu wenig vorkommen oder nicht in gut verwertbarer Form vorliegen.

Je nach Studie leiden rund 50–70 % der Veganer in Mitteleuropa zeitweise unter einem oder mehreren Mängeln, häufig unbemerkt.[31] Die obligatorischen „Bluttests“ veganer YouTuber belegen in der Regel nur, dass man vor der Kamera den Anschein von Gesundheit wahren kann.

Die mehr oder minder freiwillige Tabletteneinnahme eines Pflanzengourmets ersetzt ja schon fast einen Teil der Ernährung, das Grünzeug ist dann nur mehr die Beilage. Scherz beiseite und hin zu einem ernsten Thema.

## Tierische Medizin – von Murmeltieröl bis Schweineherz

Es gibt auch die andere Seite der tierischen Gesundheit: nämlich, wenn Tiere nicht krank machen, sondern heilen helfen. Einige weniger bekannte, aber altbewährte Heilmittel tierischen Ursprungs verdienen es, genannt zu werden:

31 Purazell GmbH (2025, 18. Juni). *Omega 3 für Veganer: Warum 70 % an einem Mangel leiden!* [Blogartikel]. Abgerufen am 21. Juni 2025 von https://purazell.de/blog/omega-3-fuer-veganer/

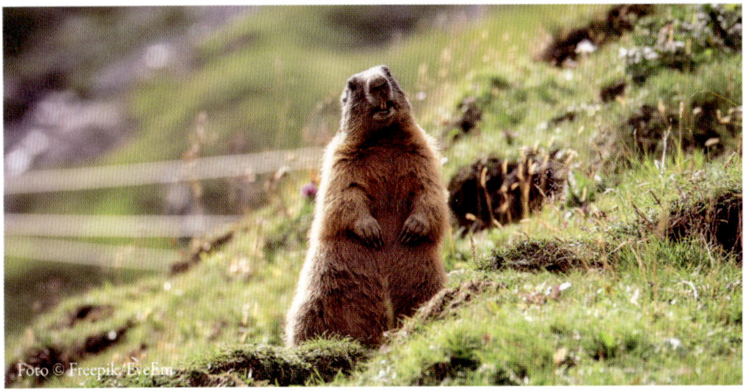


EINIGE BEISPIELE: **Murmeltieröl – gewonnen aus dem Fett von Murmeltieren, enthält natürliche Steroidhormone wie Cortison und Hydrocortison, wirkt schmerzlindernd, antiallergen, entzündungshemmend (nachgewiesen schon 1988 durch Wagner & Nusser, noch bevor die ersten veganen Podcasts on air gingen).**[32]
**Dachsfett: Ebenfalls traditions- und hilfreich.**
**Fischöl: Quelle für Omega-3-Fettsäuren, hilfreich bei Herz-Kreislauf-Erkrankungen, Hirnleistung, Entzündungen.**

Einige dieser Anwendungen wurden bereits im Mittelalter von **Hildegard von Bingen** beschrieben, also von einer Frau, die zweifelsfrei nicht von der Lebensmittelindustrie bezahlt wurde.

Andere, wie etwa das sagenumwobene **Hundeschmalz gegen Husten** oder **Schlangenhaut für Hauterkrankungen**, sind heute eher belächelt, auch wenn sie in anderen Kulturen sehr wohl einen festen Platz im Heilwissen haben.

Was der Chinese für selbstverständlich hält, ist für den westlichen Veganer Hexerei. In der **Traditionellen Chinesischen Medizin (TCM)** sind tierische Heilmittel bis heute gängig, und zwar nicht in Räucherstäbchenform, sondern tatsächlich als Medizin mit Wirkung.

---

32 Wagner, H., Nusser, D. (1988). *Nachweis von Corticosteroiden im Fett von Dachs und Murmeltier (Detection of corticosteroids in fat of badger and of alpmarmot). Zeitschrift für Naturforschung B*, 43(5), 631–633. https://doi.org/10.1515/znb-1988-0524

Während sich der westliche Gesundheitsapostel über den Einsatz von Gelatine in Medikamenten aufregt, werden in Asien Geckos, Seepferdchen, Gallenflüssigkeit von Malaien- oder Kragenbären und Skorpione als Arznei verwendet, teils erfolgreich, teils mit fragwürdigem Ergebnis.

Doch auch in der **westlichen Schulmedizin** finden sich mehr tierische Bestandteile, als so mancher glauben würde oder glauben will.

EIN BEISPIEL: **Wenn's ernst wird, hilft das Schwein. Wer glaubt, die Verwendung tierischer Produkte im medizinischen Bereich beschränke sich auf Nebensächlichkeiten, hat von der Xenotransplantation wohl noch nichts gehört: die Verpflanzung von tierischen Organen auf den Menschen, z. B. Schweineherzen. Bereits 2018 gelang es, Pavianen ein Schweineherz zu transplantieren, zwei Tiere überlebten mehr als sechs Monate, ein medizinischer Meilenstein.[33] Heute sind die ersten klinischen Studien an Menschen im Gange. In wenigen Jahren könnten gentechnisch angepasste Schweineherzen die Wartezeit auf Spenderorgane drastisch verkürzen.**

Und die ethischen Bedenken? Die sind da. Natürlich. Aber ethische Bedenken verlieren schnell an Gewicht, wenn der eigene Vater, die eigene Tochter oder man selbst auf der Warteliste steht. Das ethische Ideal endet oft da, wo der **Herzschlag aussetzt**.

Seit den 1970ern werden Herzklappen vom Schwein erfolgreich implantiert. Die Fortschritte in Gentechnik und Immunologie machen es möglich, dass bald ganze Organe transplantiert werden können, vielleicht nicht vegan, aber lebensrettend.

Wer Tierversuche kategorisch ablehnt, darf das tun, aber wer dann im Krankenhaus auf die volle Bandbreite medizinischer Versorgung besteht, sollte vielleicht wenigstens ehrlich sein: Man lebt auch durch das, was andere geopfert haben. Und manchmal war es eben ein Tier.

---

33 NDR (o. J.). *Xenotransplantation: Tiere als Organspender*. Abgerufen am 21. Juni 2025 von https://www.ndr.de/ratgeber/gesundheit/Xenotransplantation-Tiere-als-Organspender,organspende714.html#:~:text=Absto%C3%9Fung%20an%20Pavianen%20getestet

# KUNSTFLEISCH – ZUKUNFTSVISION ODER ZIVILISATIONSENDSPIEL?

## Eine perverse Alternative

Kunstfleisch – eine Erfindung, die die Menschheit retten soll, oder vielmehr der Anfang vom Ende des menschlichen Seins? Ethisch schwer erklärbar, was genau für eine fleischliche Alternative aus dem Chemielabor sprechen sollte. Noch weniger, wenn man den Gedanken an den Genuss solcher Produkte ernsthaft durchspielt. Gerade für Veganer stellt dieses Zukunftsprojekt eine verlockende Option dar: Keine toten Tiere, keine sichtbare Umweltzerstörung. Die perfekte Illusion des moralisch überlegenen Fleischkonsums, direkt aus der Retorte, gewürzt mit ein bisschen Selbstbetrug und garniert mit Fortschrittsglauben. Es klingt wie eine Zukunftsvision, die einem französischen Film der 1970er-Jahre entsprungen ist. „Brust oder Keule" mit Louis de Funès, eine köstliche Komödie mit bitterem Beigeschmack, wenn man sie heute schaut. Ein Konzern will die traditionelle Küche mit synthetischem Fertigfraß aus der Fabrik ersetzen. Damals Science-Fiction, heute nur noch einen Schritt von der Realität entfernt.[34]

Was einst belächelt wurde, wird längst in Silicon Valley kultiviert. In sterilen Bioreaktoren entstehen Muskelzellen, die nie Teil eines lebenden Organismus waren, zumindest nicht über die Dauer hinaus, die es braucht, ein paar Gramm Stammzellen zu entnehmen. Das Ergebnis sind Filetstücke ohne Tier, Burger ohne Blut, Schnitzel ohne Schlachtung, dafür mit Zellkulturmedien, Nährlösungen, Bioreaktoren und technischer Überwachung. Es klingt nicht gerade nach einem Sonntagsbraten wie bei Oma, eher nach einem medizinischen Versuchslabor mit Beilage. Doch der Fortschritt schreitet voran, der Preis sinkt, die Technologie reift. Schon in wenigen Jahren könnte Kunstfleisch ganz selbstverständlich in den Supermarktregalen liegen, verpackt in

---

34 *Brust oder Keule*. In *Wikipedia*. Abgerufen am 21. Juni 2025, von https://de.wikipedia.org/wiki/Brust_oder_Keule

bunten, nachhaltigen Verpackungen, gelabelt mit klimaneutraler Zukunftsvision und veganer Hoffnung.[35]

## Wenn der Kuhstall zum Museum wird

Die große Frage ist: Zu welchem Preis? Natürlich nicht nur im wörtlichen Sinn. Denn was passiert mit der klassischen Nutztierhaltung, wenn künstlich gezüchtetes Fleisch marktfähig wird? Es wird Dumpingpreise geben, Preisdruck auf Bauern, Qualitätsverlust und noch mehr Importware. Der Lebensraum für Tiere wird sich drastisch verändern, nicht weil wir Tiere besser behandeln wollen, sondern weil sie überflüssig geworden sind. Der Kuhstall wird zum Museumsstück, der Metzger zur Randfigur einer veganisierten Gesellschaft. Wir verlieren die Kontrolle über unser Essen endgültig. Nicht mehr der Landwirt bestimmt, was am Acker wächst oder im Stall steht, sondern die Forschungsabteilung von Nestlé, Cargill oder einem Start-up, das vom Venture Capital der großen Fonds lebt. Einmal mehr: Zentrale Abhängigkeit statt lokaler Vielfalt.

Was heute als Rettung der Welt verkauft wird, ist in Wahrheit ein Milliardengeschäft mit Menschen, die glauben, dass High-Tech-Fleisch moralisch überlegen sei. Es wird argumentiert, dass Kunstfleisch helfen könne, den Welthunger zu bekämpfen. In Wahrheit aber wird es, wie alle technokratischen Lösungen, nur jenen zugutekommen, die es sich leisten können. In Afrika verhungert weiterhin jedes Kind, das nicht in den Genuss der Retortenschnitzel aus dem 3D-Drucker kommt.

Und die Forschung? Sie ist bereits weiter als die meisten glauben. Rind, Schwein, Hühnchen, sogar Fischfilet, alles wurde bereits im Labor repliziert. Geschmacklich „nahe am Original", sagen die Hersteller. Doch wozu braucht man überhaupt ein Abbild des Originals, wenn das Original doch angeblich so schrecklich ist? Eine absurde Form der kulinarischen Schizophrenie.

---

35 National Geographic Deutschland (2021, Oktober). *Fleisch aus dem Labor: Ist das unsere Zukunft?* Abgerufen am 21. Juni 2025 von https://www.nationalgeographic.de/wissenschaft/2021/10/fleisch-aus-dem-labor-ist-das-unsere-zukunft

## Insekten als Proteinquelle

Neben Kunstfleisch, das für manche Veganer als moralisch akzeptable Fleischalternative durchgehen mag, gibt es noch eine andere proteinreiche Option: Insekten. Diese gelten per Definition nicht als vegan – schließlich bedeutet Veganismus den bewussten Verzicht auf alle Tierbestandteile. Trotzdem ziehen manche Veganer Speiseinsekten in Betracht, wenn sie sich aus Gründen wie Nachhaltigkeit oder Tierwohl für diesen Lebensstil entschieden haben. Für sie können Insekten – rein pragmatisch betrachtet – eine ethisch tolerierbare Ausnahme sein.[36] Weltweit ernähren sich knapp zwei Milliarden Menschen von Raupen, Käfern, Würmern, Heuschrecken und ähnlichem Getier. Rund 2.000 essbare Insektenarten soll es geben, ein wahres Buffet aus der Insektenhölle. In vielen asiatischen und afrikanischen Ländern gehört das schon längst zum kulinarischen Alltag. Ob frittierte Skorpione oder geröstete Heuschrecken – in anderen Kulturen ist deren Genuss ganz normal. Doch passt das auch zu unserer westlichen Esskultur?[37]

Die Antwort lautet: wohl kaum. Dennoch wird von oben herab versucht, uns genau das schmackhaft zu machen. Tierschutz, Umwelt, Klimabilanz, das sind die Argumente, mit denen die Schranken des Ekels niedergerissen werden sollen. Dass Insekten aber auch Tiere sind, mit Nervensystem, mit Leben, mit Dasein, scheint dabei vergessen zu werden. Tierleid ist also relativ, solange das Tier nicht kuschelig ist oder Geräusche macht, scheint sein Leben weniger wert.

Insekten als Proteinquelle für Veganer? Möglich, denn einigen Online-Artikeln zufolge[38] halten sich manche Veganer den Verzehr von Insekten offen. Als Nahrungsmittel der Zukunft? Wahrscheinlich. Doch für den klassischen Fleischesser bleibt das Krabbelzeugs ein Graus. Vielleicht ersetzt es irgendwann den Sojabrei, der ohnehin längst in Kritik geraten ist. Erste Supermärkte führen schon Produkte mit Insektenmehl, online explodiert das Angebot.

---

36 Vgl. *Protein-Revolution.de*: „Sind Insekten vegan?" (Ratgeber Ernährung), abgerufen am 13. August 2025.
37 Wikipedia (n. d.). *Speiseinsekt.* In Wikipedia. Abgerufen am 21. Juni 2025, von https://de.wikipedia.org/wiki/Speiseinsekt
38 *Vgl. Reddit, r/VeganDE: „Wie stehen Veganer eigentlich zum Verzehr von Insekten?" (https://www.reddit.com/r/VeganDE/comments/lc9sr5/wie_stehen_veganer_eigentlich_zum_verzehr_von/, abgerufen am 13. August 2025).*

Und die Gesetzgebung? Hinkt wie immer hinterher. Während in Deutschland noch diskutiert wird, hat Österreich bereits gesetzliche Rahmenbedingungen geschaffen. Insekten müssen nach ihrer Tötung (ja, sie werden getötet, genau wie Schweine und Hühner!) entweder schockgefrostet oder mit heißem Wasser behandelt werden. Massentierhaltung? Kein Thema, vermutlich hat sich noch niemand Gedanken gemacht, wie viele Käfer pro Quadratmeter Platz haben. Ein positiver Nebeneffekt: Die EU hat längst damit begonnen, Insekten offiziell als „neuartige Lebensmittel" zuzulassen. Klingt besser als „Larvenfraß" oder „Wurmtofu".[39]

Bis in die Nachkriegszeit waren Maden im Essen keine Seltenheit, aber ein Makel. Heute züchtet der Student von Welt seine eigenen Proteinquellen im Küchenschrank, nachhaltiger, bewusster, umweltfreundlicher. Eine perverse Umkehr der Geschichte, eine Ironie des Fortschritts.

Die Industrie hat auch hier längst erkannt, dass sich Geld verdienen lässt und zwar ordentlich. Insektenfarmen sprießen in Europa aus dem Boden. Der Biomarkt macht mit: „Naturland" wirbt bereits für gezüchtete Heimchen und Buffalowürmer mit Siegel. Aber Vorsicht! Die Konkurrenz aus Eigenproduktion soll gleich im Keim erstickt werden. Wild gefangene Insekten? Zu riskant! Insektensterben, Umweltgefahren, mögliche Allergien, all das spricht gegen das harmlos wirkende Sammeln von Krabbeltieren im Garten.

Kunstfleisch und Insekten, sie sollen die Ernährung der Zukunft darstellen. In Wahrheit zeigen sie jedoch, wie weit wir uns von unseren Wurzeln entfernt haben. Statt Ochs am Spieß nun Made im Müsliriegel. Statt Schweinsbraten nun Zellsuppe aus dem Bioreaktor. Statt Jagd und Handwerk nun Labor und Investorenpitch.

Es ist keine kulinarische Entwicklung, es ist eine kulturelle Verirrung. Mehr Technik, weniger Natur. Mehr Ersatz, weniger Echtheit. Der Mensch will Gott spielen und endet als Konsument von Zuchtfleisch und Käferriegel.

Wenn es eine Grenze des guten Geschmacks gibt, hier wurde sie längst überschritten.

---

39 European Commission – Representation in Germany (2023, 19. Januar). *Insekten in Lebensmitteln – Die Fakten*. Abgerufen am 21. Juni 2025 von https://germany.representation.ec.europa.eu/insekten-lebensmitteln-die-fakten_de

# NACHHALTIGKEIT

## Was ist Nachhaltigkeit, wie definiert sie sich?

Der Begriff der Nachhaltigkeit scheint heute schon sehr überstrapaziert. Selbst in diesem Buch wird dieser Begriff ständig auf und ab gepredigt. Das Thema betrifft uns alle, nicht nur Veganer, deshalb soll diese Begrifflichkeit in diesem Kapitel die volle Aufmerksamkeit erhalten.

Fest steht jedenfalls: Dieser Begriff entwickelt sich ständig weiter und war in den 1990er Jahren eigentlich noch nicht bekannt, geschweige denn in Verwendung. Eine der Definitionen für Nachhaltigkeit wäre ein Handlungsprinzip, wo nicht mehr verbraucht wird als nachwachsen kann.

Streng genommen können alle Handlungen nachhaltig gestaltet werden – oder eben auch nicht. Es liegt an einer Vielzahl von Stellschrauben, wo eine Richtung vorgegeben werden kann.

EINE BEHAUPTUNG: **„Langfristige Nachhaltigkeit beruht immer auf ökonomischen, ökologischen und sozialen Grundlagen. Im Idealfall werden also die drei genannten Aspekte gleichermaßen miteinbezogen (drei Dimensionen der Nachhaltigkeit, das sogenannte Nachhaltigkeitsdreieck).[40] Alles andere sind kurzfristige Erscheinungen – ohne den dauerhaften Anspruch auf Nachhaltigkeit zu haben."**

Die Bewahrung der Schöpfung durch ökologisches Handeln ist eine gesellschaftliche Verantwortung der nächsten Generation gegenüber. Was bei Ureinwohnern rund um den Globus gelebte Tradition ist, muss in unserer zivilisierten Welt erst wieder gelernt werden, wobei vor allem Europa in Sachen Nachhaltigkeit sicher weltweit eine Vorreiterrolle einnimmt. Das Weltwirtschaftsforum nennt fünf globale Bedrohungen für die Menschheit: Massenvernichtungswaffen, Naturkatastrophen, extreme Wetterereignisse, Klimawandel und eine Trinkwasserkrise. Vier der fünf genannten Bedrohungen lassen sich

---

40 Bundesministerium für wirtschaftliche Zusammenarbeit und Entwicklung (BMZ) (o. J.). *Nachhaltigkeit: wirtschaftlich effizient, sozial gerecht, ökologisch tragfähig*. Abgerufen von https://www.bmz.de ...

mit nachhaltigem Denken, Handeln und Leben entschärfen. Wer jetzt denkt, seinen Beitrag dazu durch vegane Ernährung leisten zu können, der wird an der Stelle vielleicht enttäuscht werden.

Der zeitweilige Verzicht bzw. die Reduktion von Fleischkonsum kann zwar vielleicht einen geringen Beitrag leisten, jedoch nur, wenn die fleischlosen Ersatzprodukte einen nachhaltigen Ursprung haben. Wer also wirklich einen Beitrag zum Umweltschutz und Naturschutz leisten will, dem sei eine biologische Ernährung empfohlen, im schönsten Falle auch noch regional!

Kreislaufwirtschaft und Biodiversität sind Begleiterscheinungen, die mit biologischer Wirtschaftsweise einhergehen und einen enorm wichtigen Beitrag zum Klimaschutz leisten können. Dass dies auch ökonomisch sein kann, beweisen einige große Betriebe, die sich seit langem der Bioproduktion verschrieben haben. Einer unter ihnen ist Claus Hipp, der bekannte Hersteller von Babynahrung, der sich seit geraumer Zeit für ökologisches Handeln einsetzt. Mit Weitblick und Vision hat sich aus einem kleinen Unternehmen ein international agierender Konzern entwickelt, aufgebaut auf ökologisches, ökonomisches und soziales Handeln, dem Dreieck der Nachhaltigkeit.[41]

Als weiteres glänzendes Beispiel, wie diese drei Faktoren zu einem gesunden wirtschaftlichen Wachstum im Einklang mit der Natur führen können, ist die Marke Sonnentor.

Aus dem einst belächelten Ein-Mann-Betrieb aus dem Waldviertel ist ein Unternehmen mit mehr als 450 Mitarbeitern entstanden, das in Österreich einen Marktanteil von über 50 % bei Biotees, Kräutern und Gewürzen hat. In Deutschland steht dieses Unternehmen an dritter Stelle am Markt. Gesundes Wachstum, nachhaltige und biologische Wirtschaftsweise haben Johannes Gutmann mit seinem Sonnentor zu diesem Erfolg verholfen, der sich nicht nur auf Europa beschränkt. Sonnentor ist in vielen Ländern der Welt vertreten und hat auch weltweit Vertragsbauern, die die Bioprodukte anbauen, zu fairen Konditionen und Preisen.

Der soziale Aspekt der Nachhaltigkeit, welcher ein wichtiger Grundstein des ganzen Unternehmens ist, wird rund um die Welt gelebt und hat auch Vorbildwirkung auf andere Unternehmen. Es trägt zur Ent-

---

41 *Claus Hipp*. In *Wikipedia*. Abgerufen am 21. Juni 2025 von https://de.wikipedia.org/wiki/Claus_Hipp

wicklung und zum Fortschritt von Regionen, Kulturen und Gesellschaften bei. Eine Vision, die im Waldviertel entstanden ist, reist um die Welt und sät eine Ideologie, die bereits beginnt, Früchte zu tragen. Die Ernte ist der Erfolg für das Unternehmen und all jene, die die Vision mittragen und mitleben. Nachhaltigkeit zum Anfassen.[42]
Selbst die Finanzwelt hat sich der Nachhaltigkeit bereits bemächtigt. Es wurden Finanzprodukte geschaffen, die speziell auf diese Themenbereiche zugeschnitten wurden. Rüstungsindustrie, Gentechnik, Erdölindustrie und Atomenergie sind bei diesen Anlageformen ausgeschlossen. ETFs und Nachhaltigkeitsfonds werden bei vielen Anlegern immer beliebter, angeheizt auch durch die Corona-Krise, die viele vielleicht zum Umdenken gebracht hat. Um diese Finanzprodukte auch glaubwürdig und seriös wirken zu lassen, wurden eigene Labels geschaffen oder mit bereits bestehenden Prädikaten wie beispielsweise dem österreichischen Umweltzeichen ausgezeichnet. Inwieweit diese Finanzstrategien wirklich nachhaltig sind, ist schwer zu verifizieren. Fakt ist, dass nahezu alle Branchen auf das Nachhaltigkeitsthema aufgesprungen sind und in jedem Bereich ein gewisses Angebot herrscht. Es spiegelt die Entwicklung einer Gesellschaft wider, die langsam, aber sicher beginnt, sich zum Natürlichen zurückzubesinnen. Ein Begriff, der zur Marke wurde: Ja! Natürlich, die größte Biomarke Österreichs.

Strenge Kontrollen, Tiergesundheit, Spritzmittel- und Kunstdüngerfreiheit, so die groben Rahmenbedingungen für die hochwertigen Bioprodukte, die unter dieser Marke vertrieben werden. Es sind aber nicht nur die Produkte selbst, die hohen Qualitätsansprüchen gerecht werden, sondern vielmehr die Produktion, die im Hintergrund steht. Der Biobauer erzeugt nicht nur das Produkt, sondern er sorgt für eine nachhaltige Entwicklung seines Betriebes und trägt somit zum Erhalt unserer Kulturlandschaft, unserer Umwelt und unserer Artenvielfalt bei. Naturschutz in Reinkultur, ob Ackerbau oder Tierzucht, alle leisten ihren Beitrag zum großen Ganzen.

Durch Wertschätzung, Vertrauen und Fairness dem Produzenten gegenüber trägt Ja! Natürlich auch ihren Beitrag zur sozialen Komponente bei. Unter dieser Dachmarke werden mittlerweile über 1100 Produk-

---

42 Sonnentor Kräuterhandels GmbH (o. J.). *Sonnentor – Kräuter, Gewürze & Tees aus 100 % kontrolliert biologischem Anbau*. Abgerufen am 21. Juni 2025 von https://www.sonnentor.com/de-at

te erzeugt und verkauft, alle palmölfrei, gentechnik- und pestizidfrei! Die Anforderungen an die Tierhaltung sind streng. Der Auslauf und die Sozialkontakte zwischen den Tieren sind verpflichtend, die Aufzucht und Verarbeitung findet ausschließlich in Österreich statt, lange Tiertransporte sind bei Ja! Natürlich passé.

Der ökologische Landbau hat viele Facetten. Es gibt jede Menge Vereine und Zusammenschlüsse von Biobauern, die sich selbst Regeln auferlegen, alle mit demselben Ziel: nachhaltige, ganzheitliche Lebensmittel, erzeugt in einem lebenswerten Umfeld, das für kommende Generationen in ihrer Vielfalt und ihrem ökologischen Gleichgewicht erhalten bleibt.[43]

Alles das schließt aber Fleischkonsum niemals aus, ganz im Gegenteil: Fleischkonsum und somit die Tierhaltung sind ein Teil des biologischen Gleichgewichts.

## $CO_2$-Emissionen und Nachhaltigkeit

Nachhaltigkeit wird immer öfter in den Kontext mit $CO_2$-Emissionen und Treibhausgasen gestellt. Hier fallen dem Veganer gleich wieder die Darmwinde und Rülpser der Kuh ein, über die Produkte aus Fernost, die via Amazon bestellt wurden, wird geschwiegen. Wer von Nachhaltigkeit, Klimaschutz und $CO_2$ spricht, muss auch dem eigenen Non-Food-Konsum etwas Aufmerksamkeit schenken. Wir leben in einer Welt aus Plastik, in einer Wegwerfgesellschaft, die sich aus Kunststoff die Natur kopiert, um es nach kurzem Gebrauch wieder wegzuwerfen. Beispiele gibt es Tausende: Es beginnt beim Spielzeug des Kleinkindes und reicht hin über die Dinge des täglichen Gebrauchs, die uns allen selbstverständlich geworden sind, bis zum Ende des menschlichen Daseins, denn Plastik wird auch nach uns noch auf der Erde sein.

Sich davon zu trennen oder bestenfalls sich von Anfang an diesem Konsumwahn zu widersetzen, fällt schwer. Die Politik versuchte uns mittels Plastiksackerlverbot und ähnlichen Dummheiten einen Brocken hinzuwerfen. Aber ist das wirklich der Beitrag der Politik für ein nachhaltigeres Leben, wenn wir auf Plastiksackerl verzichten müssen?

---

43 Ja! Natürlich Naturprodukte GmbH (o. J.). *Ja! Natürlich – Die Bio-Marke mit Verantwortung*. Abgerufen am 21. Juni 2025 von https://www.janatuerlich.at/

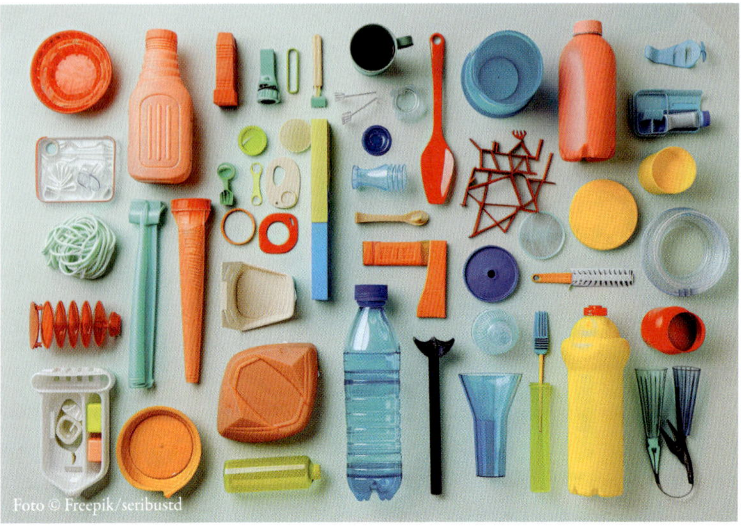
Foto © Freepik/seribustd

Solange in Deutschland Braunkohle-Tagebau betrieben wird, in Österreich Kerosin nicht besteuert wird und für Elektroautos Kobalt durch Kinderhände abgebaut wird, solange sollte die Politik nicht von Nachhaltigkeit sprechen.

Es braucht kein Regulativ und keine Propaganda, um unseren Planeten zu schützen. Es braucht Aufklärung und Information, Gewissen und Rückgrat. Was Veganern und allen anderen Konsumenten an dieser Stelle ans Herz zu legen ist, dass sie verstärkt darüber nachdenken, wie nachhaltig und umweltverträglich ihr Konsumverhalten ist!

**WUSSTEN SIE?**

**Mandeln aus Kalifornien und Erdbeeren aus Spanien: Wer Obst, Gemüse oder Schalenfrüchte aus wasserarmen Anbauregionen kauft, schadet der Umwelt mehr als ein Fleischesser. Zu diesem Ergebnis kommt eine WWF-Studie.** ***(National Geographic, 2022)***

# VEGANE SELBSTVERSORGUNG: MÖGLICHKEITEN UND GRENZEN

Selbstversorgung erlebt einen regelrechten Trend, bei dem viele von uns anstreben, weitgehend autark zu leben, im Einklang mit der Natur zu wirtschaften und sich von dem zu ernähren, was sie selbst produzieren. Diese Werte waren für unsere Ahnen überlebenswichtig. Obst- und Gemüseanbau in Verbindung mit „kleiner" Tierhaltung war damals der Schutz gegen Hunger, und die Ansprüche waren entsprechend bescheiden. Kreislaufwirtschaft, Nachhaltigkeit und ein respektvoller Umgang mit der Natur prägten das Leben. In Zeiten von Not und Mangel hätte kaum jemand daran gedacht, auf Fleisch zu verzichten. Vielmehr war der Zugang zu Fleisch eine seltene und wertvolle Freude.

## Tradition und Tierhaltung in der Selbstversorgung

Tiere wurden damals gezüchtet, gehalten und genutzt. Kühe, Schafe und Ziegen lieferten Milch, während die männlichen Tiere entweder geschlachtet oder als Arbeitstiere bis zum Ende ihrer Leistungsfähigkeit genutzt wurden. Die tierischen Abfälle, wie der Dünger aus den Ställen, wurden im Frühling verwendet, um Felder und Gärten zu düngen. Tierhaltung war somit ein wichtiger Bestandteil der Landwirtschaft und diente nicht nur der Ernährung, sondern auch der nachhaltigen Bewirtschaftung des Bodens. In früheren Zeiten gab es keine ausgebildeten Tierschutzgesetze oder die moderne Vorstel-

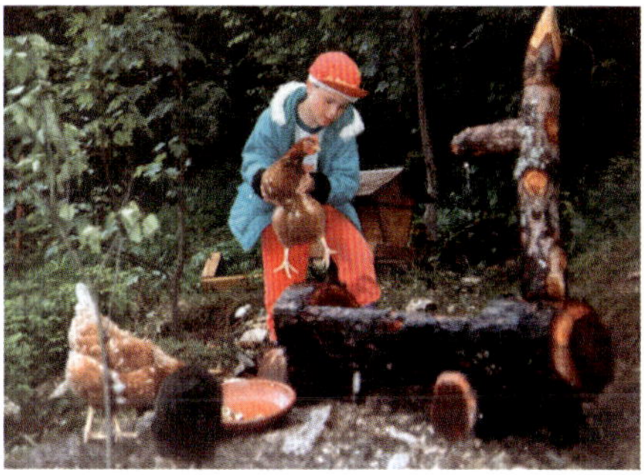

lung von artgerechter Haltung. Doch die Tiere waren wertvoll und wurden als ein zentraler Bestandteil des Lebens und der Lebensgrundlage respektiert.

Saatgut für die nächste Aussaat wurde selbst gesammelt, und Obstbäume wurden veredelt, um bessere Ernten zu erzielen. Altes Wissen, das in den letzten Jahren wieder an Bedeutung gewinnt, wird zunehmend populär. Die Rückkehr zum praktischen, grünen Daumen und zur Selbstversorgung ist eine positive Entwicklung.

## Die Herausforderung der modernen Selbstversorgung

Auch wenn das Ziel, sich durch eigenen Anbau weitgehend selbst zu versorgen, eine wünschenswerte Vorstellung ist, zeigt sich schnell, dass es in der Praxis nicht ganz einfach ist. Selbst mit einem Garten von 200 m², auf dem Gemüse angebaut wird, ist die vollständige Selbstversorgung kaum möglich – insbesondere nicht mit einer rein pflanzlichen Ernährung. In den kalten Wintermonaten, wenn die Vegetation ruht, bleibt der Speiseplan eher bescheiden, und es fehlt an Abwechslung.[44]

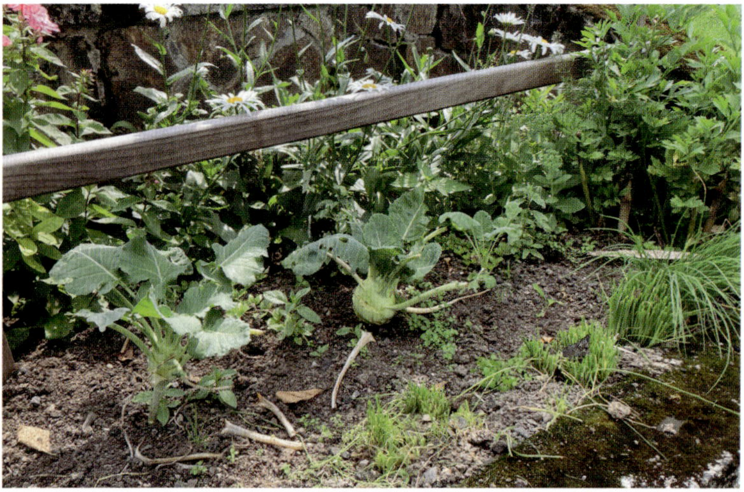

44 Ulfkotte, U. (2012). *Was Oma und Opa noch wussten: So haben unsere Großeltern Krisenzeiten überlebt* (Sonderausgabe 2015). Rottenburg: Kopp Verlag.

Der Garten kann von Frühsommer bis Herbst ertragreiche Ernten liefern, doch die Haltbarkeit der Produkte ist oft eine der größten Hürden. Wer im Winter auf eigene Ernte angewiesen ist, muss sich mit den Resten der Sommerernte begnügen – eingemachte Früchte oder Wurzelgemüse wie Karotten und Kartoffeln. Selbstversorger müssen lernen, ihre Ernte richtig zu konservieren, zu lagern oder einzufrieren, um die Versorgung zu sichern.

## Der Stellenwert von Permakultur und Tierhaltung

Ein wichtiger Ansatz zur effizienten Selbstversorgung ist die Permakultur, die in den letzten Jahren wieder verstärkt Beachtung findet. Sepp Holzer, der Begründer der Holzerschen Permakultur, ist ein herausragendes Beispiel dafür, wie man die Natur beobachtet und die Landwirtschaft nachhaltig gestalten kann. Durch den Einsatz von Permakulturtechniken kann man eine ökologische Vielfalt schaffen, die nicht nur zu einer langen Erntezeit führt, sondern auch der Natur hilft, sich selbst gegen Schädlinge und Krankheiten zu wehren.

Ein weiterer entscheidender Baustein der Selbstversorgung ist die Tierhaltung. Nutztiere sind nicht nur Fleisch- und Eiweißlieferanten, sondern tragen auch zur Bodenpflege und Unkrautbekämpfung bei. Hühner, Enten und andere Tiere helfen dabei, Schnecken und Schädlinge zu bekämpfen und liefern gleichzeitig natürlichen Dünger für den Garten.[45]

## Die Grenzen einer 100%igen veganen Selbstversorgung

Wer sich heute mit der Idee einer vollständigen veganen Selbstversorgung beschäftigt, muss realistisch bleiben. In unseren Breitengraden ist es kaum möglich, sich ausschließlich von Pflanzen aus dem eigenen Garten zu ernähren, ohne auf tierische Produkte oder Nahrungsergänzungsmittel angewiesen zu sein. Wer sich in Verzicht übt, kann sich bereits ab

45 Holzer, S.: Permakultur (9. Aufl.), Der Agrar-Rebell (8. Aufl.), Wüste oder Paradies (4. Aufl.), www.stocker-verlag.com

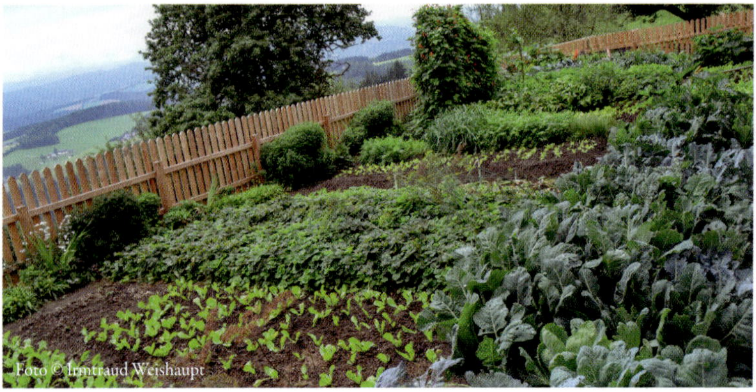


etwa 200 $m^2$ Gartenfläche mit Gemüse versorgen, gärtnerisches Geschick und Kochkünste im Bereich Konservierung vorausgesetzt. Darüber hinaus benötigt man noch reichlich Flächen für Kartoffeln, Hülsenfrüchte, Obstkulturen und Getreideanbau. Doch selbst mit einer größeren Fläche (ab etwa 1.000 $m^2$) ist es nur unter großen Anstrengungen möglich, sich mit der eigenen Ernte selbst zu versorgen.

Ein veganer Selbstversorger wird sich möglicherweise mit einer relativ eintönigen Ernährung begnügen müssen, insbesondere im Winter. Auf eine Vielfalt, wie sie in Supermärkten angeboten wird, muss man verzichten. Um gesund zu bleiben, wird es notwendig sein, sich mit Nahrungsergänzungsmitteln zu versorgen, um etwa einen Mangel an Vitamin B12 oder anderen wichtigen Mikronährstoffen zu vermeiden. Diese Ernährungsweise bringt also nicht nur kulinarische Abstriche, sondern auch gesundheitliche Herausforderungen mit sich.

## Tierhaltung als notwendiger Bestandteil der Kreislaufwirtschaft

Echte Selbstversorgung im Einklang mit der Natur ist nur mit einer Kombination aus Pflanzenanbau und Tierhaltung möglich. Ohne Tiere können die Kreisläufe nicht vollständig geschlossen werden. Ohne tierische Produkte gibt es weder natürlichen Dünger noch eine Möglichkeit, Unkraut oder Schädlinge ohne Chemikalien zu bekämpfen. Für eine autarke Lebensweise sind Tiere unverzichtbar – sei es zur Nahrungsproduktion, zur Bekämpfung von Schädlingen oder zur Bereitstellung von Dünger.

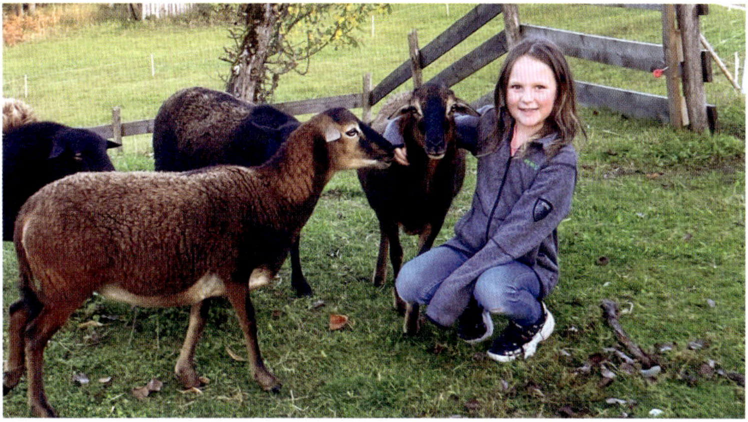

Die romantische Vorstellung eines vollkommen pflanzlichen Selbstversorgerhofes ist in der Realität nicht umsetzbar, ohne auf tierische Produkte zurückzugreifen. Ein gesunder und abwechslungsreicher Speiseplan, der aus der eigenen Produktion stammt, wird durch den Verzicht auf Tiere stark eingeschränkt. Das Verständnis für den natürlichen Kreislauf und die Bereitschaft, auch die weniger komfortablen Aspekte des Lebens zu akzeptieren – wie das Schlachten von Tieren oder das Einnehmen von tierischen Produkten – sind notwendig, um sich wirklich autark zu ernähren.[46]

**FAZIT: Die Kombination macht's! Selbstversorgung ist keine einfache Aufgabe und erfordert weit mehr als nur den Anbau von Obst und Gemüse. Sie verlangt Wissen, Geduld und Arbeit. Die perfekte Kombination aus Pflanzen- und Tierhaltung ist notwendig, um die Grundlage für ein wirklich autarkes Leben zu schaffen. Der Weg zurück zur Selbstversorgung mag in einer modernen Welt wie eine romantische Idee wirken, doch er erfordert ein realistisches Verständnis der natürlichen Kreisläufe, die es zu respektieren gilt. Nur wer bereit ist, sich auch auf die weniger komfortablen Seiten der Selbstversorgung einzulassen, wird in der Lage sein, autark und nachhaltig zu leben.**

---

46 Krameterhof (o. J.). *Krameterhof – Holzer Permakultur in Salzburg*. Abgerufen am 21. Juni 2025 von https://krameterhof.at/

# DER VEGANER IM LOKAL

## Von der Speisekarte ins Kreuzverhör

Vieles wurde rund um das vegane Leben bereits erörtert. Die Ernährung analysiert, der Ursprung erforscht, gesundheitliche Aspekte in die Mangel genommen und viele vegane Beweggründe widerlegt. Doch wie lässt sich veganes Leben eigentlich im Alltag umsetzen? Im städtischen Bereich sprießen vegane Lokale wie Schwammerl aus dem Boden, in Supermärkten füllen sich die Regale mit veganen Convenience-Produkten, und auf Social Media werden Avocadobrot und Chia-Pudding zelebriert wie einst das Schnitzel mit Erdäpfelsalat. Aber wie schaut's am Land aus?

In ländlichen Gegenden hat vegane Kost abgesehen von fleischlosen Beilagen eher selten Einzug gehalten, außer sie passiert zufällig. Die Nachfrage ist entsprechend gering, das Angebot noch überschaubar. Dennoch taucht in immer mehr Landgasthäusern und Restaurants die Frage nach veganen Speisen auf. Viele Gastronomen haben sich dem Wandel angepasst und ein veganes Gericht auf die Karte gesetzt, um auch für diese spezielle Klientel ein passendes Angebot zu haben, notgedrungen und ohne große Begeisterung. Mit Überzeugung wird das in den wenigsten Fällen gekocht oder serviert. Es ist eben ein Muss, dem man sich nicht entziehen kann, will man dem Zeitgeist nicht hinterherhinken.

Und das liegt nicht selten auch an der Art und Weise, wie Veganer ihr Essen bestellen. Selbst wenn in der Speisekarte klar auf die vegane Zubereitung hingewiesen wird, folgt meist noch eine inquisitorische Nachfrage: „Sind da wirklich keine tierischen Produkte drin? Auch kein Honig? Und sind die Nudeln wirklich eifrei?" Einmal noch kurz nachfragen und sich versichern, um sündenfrei und mit reinem Gewissen speisen zu können, man weiß ja nie. Diese eingeforderte Sonderbehandlung stößt dem Servicepersonal mitunter sauer auf. Nicht weil man ihnen den Wunsch nicht erfüllen will, sondern weil der belehrende Tonfall oftmals wie ein erhobener Zeigefinger daherkommt.

Der vegane Konsument nimmt das vermutlich selbst nicht wahr, wie sehr er seine Lebenseinstellung nach außen trägt und in den Mittelpunkt seiner gesamten Kommunikation stellt. Auffallen um jeden

Preis, wie ein bunter Hund am Opernball. Teil des Auftrags, den sich der Fleischbanause selbst auferlegt hat: das Gebot, die Welt zu verbessern und die Menschheit vom Karnivoren zu befreien.

Manchmal nervt diese mangelnde Akzeptanz Andersdenkenden gegenüber. Denn mal ehrlich: Welcher Nicht-Veganer redet so viel über sein Essen wie der Veganer? Gegenwärtig wurde die Meinungsfreiheit gesellschaftlich ohnehin stark beschnitten und scheint nur mehr von den sogenannten Gutmenschen beansprucht zu werden. Die Definition des Begriffs „Gutmensch" überlasse ich dem Leser, sie ist nicht Thema dieses Buches. Allein die Hypothese soll zum Nachdenken anregen.

Zurück zum fleischlosen Gast im Restaurant, der mittlerweile seine Ideologie nicht nur lebt, sondern zelebriert, auch am Esstisch. Damit aber nicht genug: Es wird beim Essen über Tierhaltung gesprochen, über Gewissen, Moral, Verantwortung und Ethik. Der Nachtisch besteht dann aus Nahrungsergänzungsmitteln und einer Fettmischung mit der Aromavielfalt der Lebensmittelindustrie, selbstverständlich mit der verbalen Untermalung bezüglich Nachhaltigkeit und $CO_2$-Bilanz.

Und wie es eben so ist bei veganer Ernährung: Nach dem Essen ist vor dem Essen. So stellt sich recht bald wieder der Hunger ein ...

## Von der Romanze zur Mission

So manches Dinner hat so seinen eigenen Charme erhalten, wenn zwei unterschiedliche Lebenseinstellungen aufeinanderprallen. Und ja, vegan zu leben ist nicht nur ein Ernährungskonzept, es ist eine Lebenseinstellung. In manchen Fällen ein missionarisches Lebensprojekt, das sich tief in den Alltag des Einzelnen, seiner Familie und seines sozialen Umfelds einbrennt.

Wenn die Oma das Enkerl zum Essen einlädt, sind Diskussionen und Unstimmigkeiten fast vorprogrammiert. Generationen prallen aufeinander. Dann fallen so Floskeln wie: „Aber Hühnchen isst du schon noch?" oder „Wenn ich dir das Fleisch schön klein schneide, dann schmeckst du es eh nicht." Phrasen, die so manchem jugendlichen Veganer beim Mittagsmahl mit der Familie die Galle hochsteigen lassen, doch liebe heranwachsende Ernährungswissenschaftler und Tierrechtsexperten: Auch ihr reizt euer Umfeld. Und zwar nicht zu knapp.

Selbst Beziehungen gehen am Thema Ernährung zugrunde, oder sie scheitern, bevor sie überhaupt entstehen. Ausnahmen bestätigen die Regel, doch wenn zwei grundverschiedene Lebenseinstellungen aufeinandertreffen, sind Differenzen vorprogrammiert. Liebe geht bekanntlich durch den Magen, oder bleibt dort stecken.

Der letzte Ausweg aus dieser Beziehungskrise ist für den denunzierten Fleischesser oft der heimliche Gang zum goldenen M: ein Big Mac als Notnagel, gegessen im Auto, mit hochgestelltem Kragen und Sonnenbrille, bloß nicht auffallen. Veganer lösen bei ihren Partnern offenbar Entzugserscheinungen aus, die förmlich nach Stillung schreien. Was nach billiger Polemik klingt, ist für manche Betroffene bitterer Ernst. Und nicht selten der Auslöser für psychische Krisen, denn nichts ist schwerer zu verdauen als moralischer Überlegenheitsanspruch am Küchentisch.

Dabei spielt es eine nicht unwesentliche Rolle, warum jemand vegan lebt. Ist die eigene Gesundheit der Grund, wird meist eher akzeptiert, wenn der Partner Fleisch isst. Doch steht der Tierschutz im Zentrum des Verzichts, geht auch oft die Toleranz verloren. Dann wird nicht nur das Steak auf dem Teller, sondern auch der Partner selbst zur ethischen Herausforderung.

Der Worst Case: die schleichende Veganisierung eines Partners. Was mit ein paar Tagen Fleischverzicht beginnt, endet nicht selten in veganer Unterwäsche, Waschnüssen im Bad und Tofu im Vorratsschrank.

Andererseits kann man auch ein Umdenken in der veganen Szene beobachten bzw. ist der Entschluss, Veganer zu sein, nur ein temporärer, wie man anhand des Verhaltens eines populären ehemaligen „Vegan-Gurus" gut erkennen kann:

**EIN BEISPIEL: Niko Rittenau, einst Verfechter einer veganen Lebensweise, Influencer und Verfasser von Bestsellern zum Thema, hat sich mittlerweile vom fleischlosen Leben verabschiedet, weil er als Ernährungswissenschaftler erkannt hat, dass vegan zu leben vom gesundheitlichen Standpunkt her nicht immer vertretbar ist. Er hält mittlerweile Hühner, deren „tierwohloptimierte" Eier er verkauft, und isst auch selbst wieder Fleisch und andere tierische Produkte. Auch andere prominente Ex-Veganer haben sich von ihrem „Leben ohne Fleisch" abgewandt, auch in den sozialen Medien finden sich viele Beispiele ehemaligen Veganern,**

**die sich aus gesundheitlichen Gründen wieder der Mischkost verschrieben haben.**[47]

## Die kulinarische Parallelgesellschaft

Ohne die Soziologie dieser unterschiedlichen Paarformen näher erforschen zu wollen, wenden wir uns dem einzelnen Menschen zu, der durch seine Ernährungsweise ein freiwillig erschwertes Leben führt. Es ist eine ständige Erschwernis, immer darauf achten zu müssen, was man essen kann oder darf. Lebensmittelallergiker wären glücklich, wenn sie auf nichts verzichten müssten und die freie Wahl über ihre Ernährung hätten. Der Veganer hingegen geißelt sich selbst, freiwillig. Er schränkt sich in seinem Ernährungshorizont bewusst ein, eine Einschränkung, die sich unweigerlich im Alltag niederschlägt und auch in anderen Lebensbereichen bemerkbar macht.

Jeder, der sich selbst begrenzt, sei es im Denken, im Handeln, im Ziel oder eben in der Ernährung, wird am Ende des Tages auch das Resultat seiner Limitation erleben. Es ist eine weitreichende Entscheidung, Veganer zu werden. Man schließt sich förmlich aus einem Teil der Gesellschaft aus, oder vielmehr: man findet sich nach einiger Zeit in einem eigenen Milieu wieder. Eine kulinarische Parallelgesellschaft entsteht, mit eigenen Regeln, eigenen Produkten, einer eigenen Sprache und ganz eigenen Tabus. Fast schon eine Subkultur, die sich unter Gleichgesinnten entfaltet und Andersdenkende nicht selten als rückständig, unreflektiert oder gar grausam abstempelt. Die Mission: Die Welt retten, Teller für Teller.

Diese Revolution der Ernährung stößt, wie viele andere gesellschaftliche Bewegungen zuvor, besonders an Universitäten und Hochschulen auf fruchtbaren Boden. Dort, wo Ideale noch wie Gold gehandelt werden und Kompromisse als Verrat gelten, werden die Extreme geboren. Was mit einem sporadischen Fleischverzicht beginnt, gegen den grundsätzlich ja nichts einzuwenden ist, wird bis ins letzte Detail kultiviert und moralisiert. Die Geburtsstunde des frappanten Rohköstlers.

---

47 Thaller, J. (Juni 2025). *Eier, wir brauchen Eier.* In: Standard (Ausg. 7./8./9. Juni 2025).

Kein Zucker, kein Salz, kein Kochen. Dafür Keimlinge, Wurzelwasser und fermentierte Wut.

Die mangelnde Akzeptanz unter den Veganern gegenüber den „Fleischtigern" wurde bereits thematisiert. Doch einige gehen noch einen Schritt weiter: Sie überschreiten die Grenze des guten Geschmacks, verbal wie ideologisch. Bauern, Metzger und sogar die Gastronomie geraten ins Fadenkreuz. Der Hass richtet sich nicht mehr nur gegen das System, sondern auch gegen Einzelpersonen, oft mit erschreckender Vehemenz. Die sozialen Medien sind voll von Beispielen, bei denen das angebliche Mitgefühl für Tiere nahtlos in Menschenverachtung umschlägt.

## Prominente im Kreuzfeuer veganer Kritik

Sogar Tim Mälzer, der prominente TV-Koch, Unternehmer und „Kitchen Impossible"-Star, blieb nicht verschont. Ein Facebook-Posting mit Bildern von rohen Wagyu-Filetstücken genügte, um eine Lawine auszulösen. Die Kommentare: „Wer im 21. Jahrhundert noch Fleisch isst, ist im Mittelalter stecken geblieben." Oder: „Leichenteile, Leichenteile. Fleisch essen ist out. Die Zukunft ist vegan oder gar nicht." Zwischen diesen Zeilen liegt nicht nur Radikalität, sondern auch ein tiefsitzender Fanatismus, der keine andere Meinung duldet.

Dass auch Veganer gelegentlich Opfer von Hasstiraden werden, ist nicht zu bestreiten, allerdings in deutlich geringerem Ausmaß. Obwohl sie zahlenmäßig nur ein kleines Grüppchen darstellen, mag der Grund für ihre heftige Kritik im Trend der „lauten Minderheiten" liegen: Je kleiner die Gruppe, desto lauter das Getöse. Je radikaler die Forderung, desto größer die mediale Aufmerksamkeit.

Apropos mediale Aufmerksamkeit: Neben Tim Mälzer hat auch Sarah Wiener, Köchin, Unternehmerin und ehemalige EU-Parlamentarierin, regelmäßig mit Anfeindungen aus dem veganen Lager zu tun. Ironischerweise kandidierte sie für die Grünen, eine Partei, die von vielen Veganern bevorzugt wird. Doch ihre Herkunft aus der Gastronomie prägt ihren politischen Zugang. Ihr Engagement gilt der nachhaltigen Landwirtschaft, der gesunden Ernährung und dem Schutz der Biodiversität. Alles edle Ziele, doch gerade weil sie die Realität kennt, kritisiert sie auch mitunter vegane Ersatzprodukte, ein Sakrileg für manche dogmatische Pflanzenesser.

Egal, wie man zur Politik der europäischen Grünen steht: Die Argumente, die Sarah Wiener zur Ernährung und Nachhaltigkeit vorbringt, sind fundiert und nachvollziehbar. Umso grotesker sind die Reaktionen aus Teilen der veganen Community. Der Anlassfall: ein sachlicher Beitrag zu Mandelmilch[48]. Die Fakten: Mandelmilch aus dem Supermarkt besteht meist nur zu 2 % aus Mandeln, der Rest ist Wasser, Stabilisatoren, Emulgatoren, Industrieküche eben. Diese schlichte Wahrheit brachte das Internet zum Kochen.

In der Kommentarspalte entlud sich der Frust der Empörten. Besonders bemerkenswert: „Selbst wenn die Mandelmilch aus geschredderten Badewannenstöpseln und weißer Farbe bestünde, würde ich sie dennoch echter Milch vorziehen."[49] Ein Satz, der so sehr an Realsatire grenzt, dass Loriot seine Freude daran gehabt hätte.

Ironischerweise offenbart dieser Satz, was unter der Oberfläche längst brodelt: Auch der dogmatischste Veganer weiß insgeheim, was echt und was künstlich ist. Und dennoch wird künstlich bevorzugt, aus ideologischer Überzeugung. Sarah Wiener hatte bereits früher treffend formuliert: „Sojamilch ist in etwa so künstlich wie Cola." Ein harter, aber ehrlicher Vergleich, der den Nagel auf den Kopf trifft.

Diese und ähnliche Aussagen von Prominenten schlagen hohe Wellen und lassen überzeugte Veganer regelmäßig auf die Barrikaden steigen. Aber vielleicht ist genau das der Zweck solcher Beiträge: nicht zu provozieren, sondern einen offenen Diskurs zu fördern und den Horizont zu erweitern. Denn wo Emotion auf Information trifft, beginnt oft erst der wahre Denkprozess.

---

48 Pflanzlicher „Milch"-Ersatz darf im Handel nicht als „Milch" bezeichnet werden – es muss Mandel-, Soja-, Haferdrink heißen. Hier wurde die Bezeichnung Milch beibehalten, weil es sich teilweise um Zitate handelt.

49 Autor unbekannt (2019, 18. Januar). *Veganer kritisieren Sarah Wiener wegen Mandelmilch. RND – RedaktionsNetzwerk Deutschland.* Abgerufen am 21. Juni 2025, von https://www.rnd.de/panorama/veganer-kritisieren-sarah-wiener-wegen-mandelmilch-FNZU646Y623RTNKLEIGQXF632Y.html

# VEGANE PRODUKTE IM DETAIL

## Aus Skandalprodukt wird Lifestyle – das Comeback des Kunstkäses

Die Inhaltsstoffe von veganen Ersatzprodukten wurden ja teilweise schon angesprochen. Detailliert betrachten wollen wir unter anderem nun veganen „Käse"[50] und anderen Ersatzkäse, der im Laufe seiner Entstehungsgeschichte schon unter einigen verschiedenen Bezeichnungen vermarktet wurde. Angefangen hat alles gegen Ende des 19. Jahrhunderts in Amerika. Damals wurde erstmals Kunstkäse erzeugt, nicht der Veganer wegen, die gab es damals ja noch gar nicht, es war einzig dem Preis geschuldet, warum er entwickelt wurde. Der Kunstkäse von damals war auch keineswegs vegan: Es wurde Magermilch mit Rindertalg zentrifugiert, mit Lab dickgelegt, und fertig war die billige Alternative zu echtem Käse. Kurz darauf wurde auch in Europa dieser Käseersatz gesellschaftsfähig, um dann Ende des 20. Jahrhunderts wieder in Verruf zu geraten und im 21. Jahrhundert als veganer „Käse" seine Auferstehung zu feiern. Die Inhaltsstoffe haben sich im Laufe der Zeit natürlich geändert, und so wurde Kunstkäse mit dem Fortschritt von Industrie und Chemie veganisiert. Aus einer billigen, skandalträchtigen Alternative wurde ein teures Lifestyleprodukt, welches in der veganen Szene reißenden Absatz erfährt. Zu einem recht stolzen Preis: So kostet ein veganer „Käse" um die zwei Euro pro 100 Gramm, echter Gouda sogar weniger als die Hälfte. Noch extremer wird es bei Frischkäse: Dort ist die künstliche Alternative teilweise sechsmal so teuer wie Frischkäse aus Kuhmilch.

Aber wie wird die vegane „Käsevariante" überhaupt hergestellt? Ein einfaches Rezept für die Selbermacher unter den Veganern: Man nehme einen Liter Wasser und mixe ihn mit 20 Mandeln, dazu 250 g Kokos- oder Palmfett, zwei Tropfen Käsearoma und Stärke. Voilà, fertig

50 Lediglich Käse, der aus tierischer Milch hergestellt wird, darf auch als Käse bezeichnet werden. Deshalb gibt es eigentlich keinen veganen „Käse" – der Einfachheit halber wird der der Begriff hier dennoch beibehalten und unter Anführungszeichen gesetzt.

ist der „Käseersatz". Mit etwas Farbstoff erhält die billige Kopie auch noch eine ansprechende Farbe. Herstellungskosten: etwa 1,50 Euro pro Kilo „veganer Käse". Ein richtiger Käse aus Kuhmilch benötigt mindestens zehn Liter Milch – Produktionskosten etwa 60 Cent pro Liter, also mindestens 6 Euro Herstellungskosten pro Kilo. Die Kosten der Reifung sind dabei noch nicht berücksichtigt. Je älter der Käse, desto intensiver sein Geschmack und desto höher die Lagerkosten.[51] Manche Käsesorten wie der berühmte Grana Padano reifen über 20 Monate. Die vegane Variante hingegen wird in kürzester Zeit produziert, verpackt und ins Regal gestellt. Dennoch wird sie zu einem höheren Preis verkauft als das qualitativ und geschmacklich überlegene Naturprodukt. Geschmacklich hinken diese Imitate selbst geschmacklosen Käsesorten hinterher, also kulinarisch stellen sie keine Alternative dar.

Was einst als Analogkäse verpönt und sogar verboten wurde, findet heute als vegane Variante reißenden Absatz, dem Gewissen zuliebe! Für 96 % der Bevölkerung ist das schwer nachvollziehbar, für die 4 % Veganer eine Selbstverständlichkeit und für die wenigen Lobbyisten und Profiteure ein lukratives Geschäft mit enormem Deckungsbeitrag. Allein in Österreich wurden bereits 2009 rund 10.000 Tonnen „Käseersatz" konsumiert. Nicht nur Veganer zählen zu den Kunden, auch Menschen mit Laktoseintoleranz kaufen diese Imitate zu überteuerten Preisen. Dass die meisten Schnittkäsesorten der Herstellung wegen ohnehin laktosefrei sind, entzieht sich der Kenntnis vieler Konsumenten – wieder eine Bildungslücke aufgedeckt. Aber um es im Detail zu erklären: Je länger ein Käse reift, desto weniger Laktose enthält er. Denn während des Reifeprozesses wird die Laktose in ihre Bestandteile Glukose und Galaktose gespalten und anschließend zu Milchsäure umgewandelt. In Deutschland darf Käse als „laktosefrei" bezeichnet werden, wenn er weniger als 0,1 % Laktose enthält.[52]

Und wie sieht es mit der $CO_2$-Bilanz bei veganem „Käse" aus? Mandeln, Palmfett oder Kokosfett sind keine regionalen Produkte. Ihr Weg nach Europa ist ein weiter, oft mit massivem Ressourcenverbrauch und

---

51 *Wilke, S. (2023). Käse und Käsealternativen – Wohin entwickelt sich die Milchwirtschaft? (Projektarbeit, St. Galler Forschungsverbund, St. Gallen Business School). Abgerufen am 21. Juni 2025 von https://sgbs.ch/wp-content/uploads/SGBS_Projektarbeit-SWilke.pdf*

52 haussoll (o. J.). *Laktosefreier Käse*. Abgerufen am 21. Juni 2025, von https://haussoll.com/de/unsere-produkte/laktosefreier-kaesez2orzl2762nmi.html

Umweltbelastung verbunden. Dabei über $CO_2$-Ausstoß und Nachhaltigkeit zu diskutieren, ist schon beinahe grotesk. Laut Eaternity verursacht die Produktion von Cashewkernen für veganen Käse mit 2,32 kg $CO_2$-Äquivalent pro Kilo mehr Emissionen als Schweizer Bio-Milch (pro Liter 1,88 kg $CO_2$-Äquivalent). Der angeblich klimafreundliche „Käseersatz" ist also in der Bilanz klimaschädlicher als der „böse" Kuhkäse. Ähnlich verhält es sich mit weiteren veganen Alternativen: Die vegane Variante von Bratlfettn[53], zu 90 % aus Palmöl oder anderen Industriefetten hergestellt, ist ein Paradebeispiel für die Absurdität veganer Kopien.

## Von veganen Fleischereien und ähnlichen Absurditäten

Eine grundsätzliche Frage stellt sich hier: Warum wollen Veganer eigentlich Produkte kopieren, die sie doch prinzipiell ablehnen? Gerade bei Bratlfettn, dem Inbegriff bäuerlicher Hausmannskost, dem Synonym für ländlich-traditionelle Lebensweise, sollte man sich schon ernsthaft fragen, ob es wirklich eine vegane Variante braucht. Die billigen Imitate dienen oft nur dazu, sich selbst auf die Schulter zu klopfen und den eigenen Weg der Fleischlosigkeit zu feiern, „Ich verzichte, aber irgendwie auch nicht ganz".

Das Angebot an veganen Imitaten steigt stetig. So wurde im Sommer 2021 sogar eine vegane „Fleischerei" in Wien eröffnet. So paradox das klingt: Eine Fleischerei ohne Fleisch, ein Widerspruch in sich. Es wurde sogar eine Crowdfunding-Kampagne gestartet, um dieses Projekt zu finanzieren. Eine tolle Gelegenheit, bei der vegane Studenten das Geld ihrer fleischessenden Eltern sinnvoll investieren konnten, um sich einen Platz in der nächstgelegenen Veggiekommune zu sichern und gemeinsam die Welt zu retten.[54] Parallelen zu den Fridays-for-Future-

53 Bei der Herstellung von Schweinsbraten entsteht ein Bratensaft, der nach Abkühlung oben eine Fettschicht, unten eine geleeartige Masse bildet.
54 brutkasten. (2023, 31. Juli). *Fleischloserei: Österreichs erste vegane „Fleischerei" musste schließen.* Abgerufen am 21. Juni 2025 von https://brutkasten.com/artikel/fleischloserei-muss-schliessen

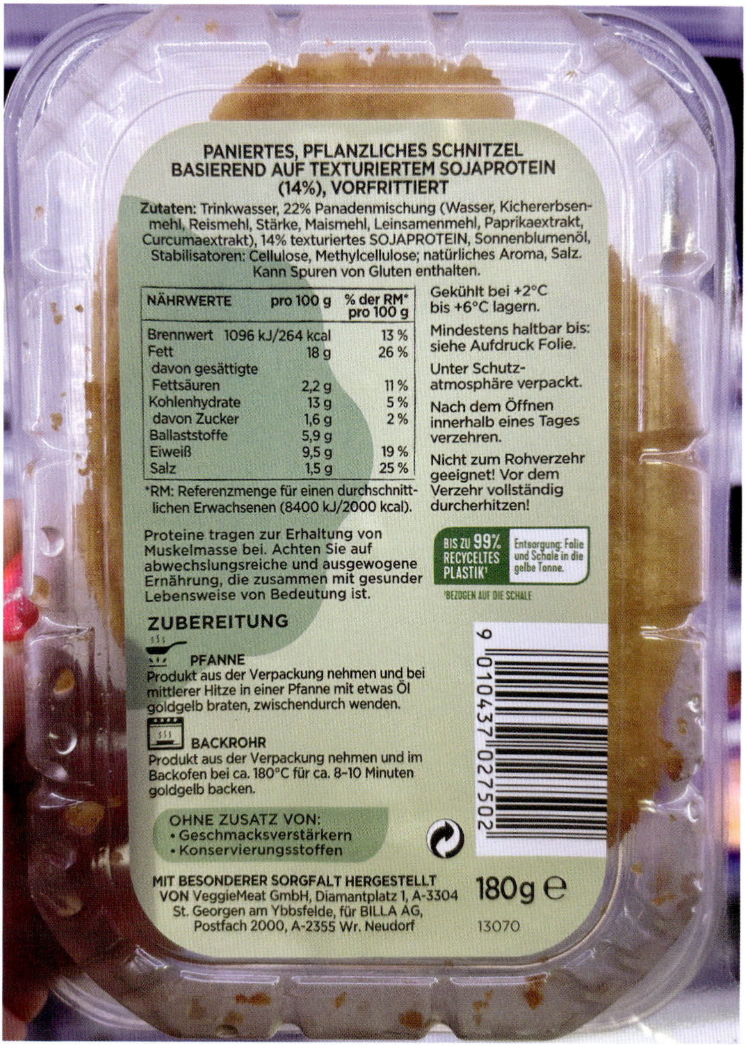


Kids, die sich im SUV der Eltern zur Klimademo chauffieren lassen, sind natürlich rein zufällig.

Doch je mehr man über all diese Entwicklungen sinniert, desto größer erscheint die Kluft zwischen den Fronten. Man beginnt unweigerlich an der Zukunftsfähigkeit des Homo sapiens zu zweifeln. Vielleicht erwartet uns dasselbe Schicksal wie das der Dinosaurier, nur dass es bei uns keine Kometen sind, sondern kognitive Entgleisungen.

Zurück zur veganen „Fleischerei" in Wien, dem innovativen Szeneshop in der Bundeshauptstadt. Produkte wie in einer echten Metzgerei zieren die Angebotstafeln: Leberkäse, Fleischsalat, Extrawurst, allerdings alle ohne tierische Inhaltsstoffe. Aus Fleischgerichten abgeleitete Fantasienamen sorgen für den nötigen Werbeeffekt. Zudem wurde dem Kunden Bio und Regionalität versprochen, inwieweit das bei Kokosfett aus Indonesien zutrifft, bleibt offen. Jedenfalls ein „nettes Projekt", oder besser gesagt: ein cleveres Geschäftsmodell mit hervorragender Werbestrategie. Wie alltagstauglich und massenkompatibel das für den einzelnen Konsumenten ist, darf bezweifelt werden. Aus betriebswirtschaftlicher Sicht hingegen ist das Konzept, fleischlose Produkte mit dem Namen beliebter Fleischgerichte zu versehen brillant und wurde mittlerweile von vielen anderen (auch Fleischprodukte herstellenden) Betrieben aufgegriffen. Die Deckungsbeiträge bei pflanzlichen Produkten sind bereits hoch, bei veganen Ersatzprodukten sind sie sogar nochmals um 50 % höher. Margen, die sonst nur bei zwielichtigen Geschäften erzielt werden können. Und selbst die Kundschaft beweist, dass ihre Beweggründe zum Kauf von veganen Ersatzprodukten nicht immer rein ethischer Natur sind: Erst kaufen sie aus Neugier, dann aus Überzeugung – und schließlich nur noch, um dazuzugehören.

Trotz aller Kritik an Fleisch, Wurst und Tierhaltung, die Imitate werden den tierischen Vorbildern immer ähnlicher – eine Tatsache, die so mancher Fleischesser nicht nachvollziehen kann: Warum wollen Veganer Wurst, Schnitzel und Leberkäse essen, wenn sie so vehement gegen tierische Produkte sind? Ist der Verzicht darauf dennoch so schwierig, dass die Illusion erweckt werden muss, eigentlich ja doch nicht verzichten zu müssen? Die Konsistenz wird durch Fette und pflanzliche Fasern nachgeahmt, der Geschmack durch Aromen, die Optik durch Farbstoffe.

**EIN BEISPIEL: Nehmen wir etwa vegane „Fleischlaibchen" (Frikadellen). Diese können problemlos vegan hergestellt werden, aber eben nicht ohne chemische Hilfsmittel. Die Grundzutaten: Sojaprotein, Paprika, Zwiebeln, Sonnenblumenöl, Trinkwasser, Weizenprotein, Weizenmehl, Weizenstärke, Salz, Gewürze, Hefe, Maltodextrin, Kräuter, Guarkernmehl und Raucharoma. All diese Zutaten werden industriell verarbeitet, gemixt, emulgiert, stabilisiert und ergeben schlussendlich ein Produkt, das mit Natürlich-**

keit nicht mehr viel zu tun hat. Wer hier nun behauptet, dass vegan = gesund sei, sollte einmal beide Varianten ehrlich vergleichen.

**WUSSTEN SIE?**

Insgesamt stehen Verdicker, Stabilisatoren, Farb- und Konservierungsstoffe auf den langen Zutatenlisten von Fleischersatzprodukten. Zusätze, die Ernährungsexperten auch in konventionellen Lebensmitteln ein Dorn im Auge sind.

*(Focus Online, 2025)*

ZUM VERGLEICH: **Das klassische Fleischlaibchen:** Faschiertes, Ei, Zwiebel, Salz, Pfeffer. Fertig. Alles Urprodukte, alles nachvollziehbar, keine chemischen Nebelkerzen. Ohne industrielle Vorverarbeitung, ohne Konservierungsstoffe, ohne den Umweg über halbe Kontinente.

Wer fünf Zutaten nicht vermengen und in die Pfanne legen kann, sollte sich ohnehin nicht zu Ernährungsexpertisen berufen fühlen. Und wer glaubt, mit chemisch aufbereiteten, pflanzlichen Imitaten eine bessere Welt zu schaffen, der ist vielleicht auf dem richtigen Weg, allerdings in die falsche Richtung. Es verwundert nicht, dass ausgerechnet in einem so widersprüchlichen Marktsegment wie dem der veganen Ersatzprodukte laufend neue Innovationen entstehen. Von veganem „Thunfisch“ aus Jackfrucht über vegane „Eierspeise“ auf Basis von Kichererbsenmehl bis hin zu veganem „Lachs“ aus Karottenfilets mit Algenextrakt. Ein besonders irritierendes Beispiel für diesen Trend sind vegane Wurstwaren, die heute bereits in allen denkbaren

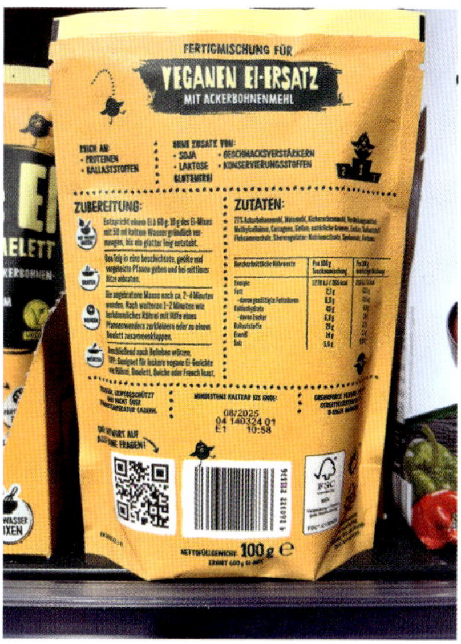

Varianten im Supermarkt zu finden sind. Salami, Mortadella, Jagdwurst, Leberkäse, Frankfurter. Die Zutaten? Texturiertes Sojaeiweiß, Rapsöl, Kartoffelstärke, Bambusfasern, Carrageen, Aroma, Methylcellulose. Also nichts, was man am Bauernhof finden würde, aber alles „pflanzlich". Selbst die Wursthülle ist oft aus Plastik, denn Naturdärme verbieten sich von selbst. Die Ironie dabei: Es wird mit Begriffen gearbeitet, die aus einer Welt stammen, die man eigentlich ablehnt. Und die Käufer machen begeistert mit.

Der veganen Fantasie sind also keine Grenzen gesetzt. Zumindest nicht der Marketingfantasie. Denn geschmacklich ist vieles davon eine Parodie auf das Original, aber eben eine teure. Doch es geht gar nicht um Geschmack. Es geht um Haltung. Um Überzeugung. Und manchmal um Ablasshandel.

## Die Religion der Ersatzprodukte

Die vegane Ersatzwelt entwickelt sich nämlich immer mehr zu einer eigenen Religion. Wer einmal beigetreten ist, darf nicht mehr zweifeln. Wer einmal an der „Fleisch-ist-Mord"-Theke zugegriffen hat, der darf sich nicht mehr beim Leberkäsefest erwischen lassen. Einem Karnivoren gesteht man den Ausrutscher zum veganen Hummus zu, umgekehrt wird das Steak als Sünde gebrandmarkt. Der Fleischesser darf flexibel sein, der Veganer muss konsequent sein. Kein Wunder also, dass die Ersatzprodukte auch ideologische Lücken füllen müssen. Es geht ums Gefühl, nicht ums Sattwerden.

Und so wird eben nicht nur der Geschmack imitiert, sondern auch der soziale Moment. Der vegane Burger am Grillabend, das vegane Fondue zu Weihnachten, die vegane „Extrawurst" im Schulbrot. Rituale der Gemeinschaft sollen nicht verloren gehen, obwohl das Tier fehlt. Ersatz statt Verzicht, mit dem Haken, dass dieser Ersatz immer teurer, aufwendiger und künstlicher wird. Die Zutatenliste wird länger, die Herstellungsverfahren undurchsichtiger, die Transportwege weiter. Ironischerweise sind viele dieser Produkte vom ökologischen Fußabdruck her kaum besser als das Original, manchmal sogar schlechter. Das liegt nicht an bösem Willen, sondern an der Logik der Industrie: Was sich verkaufen lässt, wird produziert, egal, ob es Sinn ergibt.

**WUSSTEN SIE?**

**Eine getestete vegetarische Currywurst hat 100 Kilokalorien mehr als das Original aus Fleisch vom selben Hersteller.**

***(Focus Online, 2015)***

Und je größer das Geschäft, desto radikaler die Verteidigung. Kritik an veganen Produkten wird heute ähnlich nervös abgewehrt wie früher der Vorwurf an Coca-Cola, das Getränk enthalte zu viel Zucker. Die vegane Bewegung hat ihre eigenen Konzerne hervorgebracht, ihre eigenen Lobbyisten, ihre eigenen Helden und ihre eigenen Denkverbote. Früher endete der moralische Anspruch an der Kirchentür – heute endet er an der Bio-Theke im Supermarkt. Das Etikett „vegan" gilt als unantastbar, es soll automatisch für gesund, nachhaltig und moralisch überlegen stehen. Dabei ist es in vielen Fällen schlicht ein Marketingwerkzeug, oft nicht mehr und nicht weniger als ein gut gemeintes Etikett auf einem hochverarbeiteten Industrieprodukt.

Doch wie wäre es stattdessen mit ehrlicher pflanzlicher Küche? Statt der 7-Zutaten-Wurst einfach eine Linsensuppe. Statt des veganen Burgers ein gebratener Kräuterseitling. Statt der Frikadelle aus dem Labor ein gutes Erdäpfelgulasch. Es gäbe so viele einfache, ehrliche, schmackhafte vegane Gerichte, ohne Chemie, ohne Schwindel, ohne Verpackungs- und Namenslügen. Nur: Sie verkaufen sich nicht so gut. Und man kann sie schlecht mit fancy Logos und Glitzeretiketten bewerben. Echte vegane Küche ist einfach und damit wirtschaftlich uninteressant.

Was bleibt, ist ein Markt, der sich zunehmend selbst ad absurdum führt. Wo aus Tierverzicht Konsumzwang wird. Wo aus Ethik Etikette wird. Und wo derjenige, der wirklich auf Nachhaltigkeit, Gesundheit und Regionalität setzt, mit oder ohne Fleisch, oft belächelt wird, weil er keine grüne Etikette vorweisen kann.

# PALMÖL

## Plantagen auf Kosten des Regenwaldes

Kaum ein Öl oder Fett hat in den letzten Jahren so viele Schlagzeilen verursacht wie das Pflanzenfett Palmöl. Doch was wissen wir in der westlichen Welt eigentlich wirklich über Palmöl? Wie sieht die Pflanze aus, wo wird sie angebaut, wie wird das Öl gewonnen? Dieses Kapitel widmet sich einem unscheinbaren, aber höchst umstrittenen Bestandteil veganer Convinience-Produkte, dem Palmöl, das mittlerweile fixer Bestandteil vieler Ersatzprodukte geworden ist. Ein Blick hinter die glänzende Werbefassade lohnt sich, der vegane Alltag ist ohne Palmöl oft gar nicht denkbar, ob man es nun weiß oder nicht.

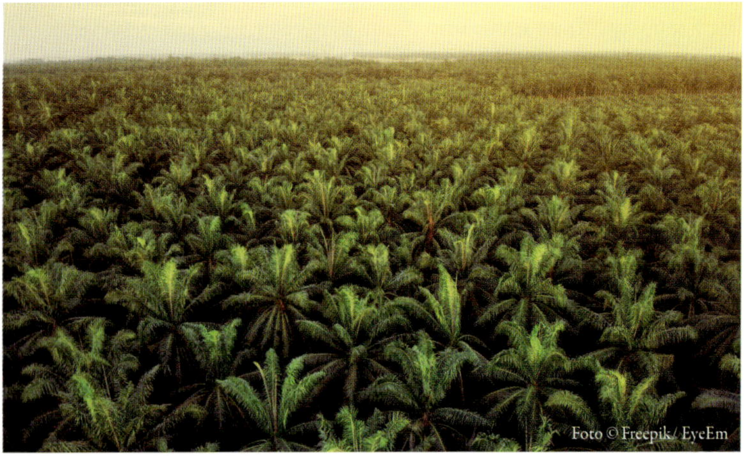
Foto © Freepik / EyeEm

Seinen Ursprung hat die Ölpalme in Westafrika, wo sie traditionell zur Ölgewinnung genutzt wurde. Mit dem Beginn der Kolonialisierung wurde sie von niederländischen Seefahrern nach Südostasien gebracht, vor allem nach Indonesien und Malaysia. Dort hat sie sich flächendeckend ausgebreitet und ihre Spuren auf fatale Weise hinterlassen. Mittlerweile sind weltweit mehr als 27 Millionen Hektar mit Ölpalmen bepflanzt, eine Fläche, die größer ist als das Vereinigte Königreich. Und davon befinden sich rund 80 % in nur zwei Ländern: Indonesien und Malaysia.

Die Auswirkungen sind verheerend. Auf der indonesischen Insel Sumatra etwa wurde innerhalb von 30 Jahren die Hälfte des Regenwaldes zugunsten von Palmölplantagen gerodet.

Was bleibt, sind kahle Monokulturen, auf denen außer Ölpalmen kaum mehr etwas wächst. Mit dem Verschwinden des Regenwaldes schwindet nicht nur die Artenvielfalt, sondern auch ein entscheidender $CO_2$-Speicher. Die grüne Lunge der Erde wird niedergebrannt, um das „grüne" Öl zu gewinnen, ironischer kann Umweltschutz kaum scheitern. Die Bilanz? Indonesien ist durch die Abholzungen zu einem der weltweit größten $CO_2$-Emittenten aufgestiegen, gleich nach China und den USA.[55]

**WUSSTEN SIE?**

**Es gibt nur rund 80 Sumatra-Nashörner.**
***(WWF Deutschland, o. J.)***

Von Tier- und Menschenrechten ganz zu schweigen. Der Sumatra-Orang-Utan, das Nashorn, der Tiger – allesamt vom Aussterben bedroht. Die Brandrodung vertreibt sie aus ihrem Lebensraum, und viele verenden qualvoll in den Flammen. Auch die Menschen vor Ort sind Leidtragende. Kleinbauern verlieren ihre Existenzgrundlage, Ureinwohner werden gewaltsam vertrieben, Kinder schuften unter katastrophalen Bedingungen auf den Plantagen, während Investoren und internationale Konzerne Rekordgewinne einfahren. Nachhaltigkeit sieht anders aus. Und doch ist Palmöl allgegenwärtig, auch auf veganen Tellern.

Etwa 71 % der globalen Palmölproduktion fließen in die Lebensmittelindustrie, weitere 24 % in Kosmetik, Reinigungsmittel und Seifen; und immerhin 5 % in die Energiegewinnung. Letzteres wird besonders heuchlerisch betrieben: Die EU hat sich verpflichtet, mindestens 10 % der Kraftstoffe aus erneuerbaren Quellen zu speisen, Biotreibstoff inklusive. Dass dafür tropischer Regenwald gerodet werden muss, scheint weniger relevant zu sein. Der grüne Ablasshandel hat seinen Preis, bezahlt wird in Lebensraum, Artenvielfalt und Menschenleben.

---

55 WWF Deutschland (o. J.). *Palmöl: Einer der wichtigsten Rohstoffe der Welt*. Abgerufen am 21. Juni 2025, von https://www.wwf.de/themen-projekte/landwirtschaft/produkte-aus-der-landwirtschaft/palmoel

## Palmöl – das grüne Öl mit der schwarzen Bilanz

Nicht zufällig ist das Geschäft mit Palmöl lukrativ. Der malaysische Palmölgigant FELDA ging 2012 an die Börse mit tatkräftiger Unterstützung durch die Deutsche Bank.[56] Der größte Börsengang in Asien, für ein Produkt, das „vegan" und „nachhaltig" sein will. Die Wirtschaft hat das Öl längst zu ihrer Gelddruckmaschine gemacht, auch wenn der Verbraucher dabei seinen gesunden Menschenverstand an der Supermarktkasse abgibt.

Doch was macht Palmöl so attraktiv? Es ist billig, geschmacksneutral, hitzebeständig, lange haltbar und überaus ergiebig. Ölpalmen bringen pro Hektar etwa 6.000 Liter Öl. Zum Vergleich: Ein Hektar Olivenbäume ergibt gerade mal 1.000 Liter. Nach drei Jahren liefern die Palmen erste Erträge, die dann über drei Jahrzehnte andauern, kein Wunder, dass selbst „nachhaltige" Lebensmittelhersteller nicht darauf verzichten wollen.

Sobald die Früchte geerntet werden, beginnt der Wettlauf gegen die Zeit. Innerhalb von 24 Stunden müssen sie verarbeitet werden, sonst verdirbt das wertvolle Rohpalmöl. Die Früchte werden in Mühlen gedämpft, abgeschlagen, gekocht, bis das goldene Öl gewonnen ist. Doch damit ist es noch lange nicht genießbar. Erst das raffinierte Endprodukt landet auf unseren Tellern. Und dabei entsteht, unabhängig von der Verarbeitung, ein besonders brisanter Stoff: Glycidyl-Ester.[57]

Laut der EFSA (Europäische Behörde für Lebensmittelsicherheit) ist dieser Stoff genotoxisch und potenziell krebserregend. Anders als bei anderen Stoffen gilt hier nicht der Grundsatz „Die Dosis macht das Gift", bei Glycidyl-Estern reicht unter Umständen ein einziges Molekül, um genetische Schäden hervorzurufen. Ein Skandal, der allerdings erstaunlich wenig mediale Aufmerksamkeit erhält. Die EU, sonst Vorreiter in der Krümmung von Bananen und der Aufschrift von Verpackungen, schweigt. Die vegane Lobby auch.

---

56 Rettet den Regenwald e. V. (2012, 22. Juni). *Deutsche Bank bringt Abholzung an die Börse* [Online-Petition]. Abgerufen am 21. Juni 2025 von https://www.regenwald.org/petitionen/878/deutsche-bank-bringt-abholzung-an-die-boerse

57 Freihaut, J. (2019). Die Palmölproduktion – Bedrohung für den Regenwald (Schulprojekt, BRG Hamerling, Linz). Abgerufen am 21. Juni 2025 von https://reifeleistung.at/wp-content/uploads/SGBS_Projektarbeit-SWilke.pdf

Die Lösung wäre auf den ersten Blick ganz einfach: ein Verbot für Öle, bei deren Verarbeitung krebserregende Substanzen entstehen. Doch bei Palmöl wird wieder einmal mit zweierlei Maß gemessen. Die Lobby ist zu stark, die Interessen zu groß. Denn Palmöl ist nicht nur ein billiger Füllstoff, sondern ein Grundpfeiler der modernen Lebensmittel- und Kosmetikindustrie. Es steckt in Margarine, Schokolade, Brotaufstrichen, Suppen, Keksen, Chips, Waschmitteln, Lippenstiften und Hautcremen. Und ja, auch in zahllosen veganen Produkten, die sich mit Begriffen wie „nachhaltig", „klimafreundlich" und „pflanzenbasiert" schmücken. Klingt besser als „aus Regenwaldbrand und Kinderarbeit gepresst", nicht wahr?

## Palmöl ist allgegenwärtig

Die Wahrheit ist: Der Großteil des Palmöls landet in Fertigprodukten. Wer seine Nahrung frisch kocht, backt und verarbeitet, kann den Verbrauch drastisch senken, aber der Griff zum Fertiggericht ist für viele einfach bequemer. Der Verbraucher entscheidet also mit seinem Einkaufszettel, doch er weiß meist gar nicht, was er da unterschreibt. Denn Palmöl steht nicht immer als solches auf der Verpackung. Oft verbirgt es sich hinter Begriffen wie „pflanzliches Öl", „pflanzliches Fett" oder „natürliche Emulgatoren". Transparenz sieht anders aus.

Und jetzt wird's besonders paradox: Gerade in jenen veganen Produkten, die mit „Umweltschutz" werben, findet sich Palmöl in beachtlicher Konzentration, in Burgern, Margarine, Keksen und Milchersatz. Die Vegan-Industrie will nichts anderes als das: den Umsatz. Die moralischen Versprechen sind bloße Verkaufsrhetorik. Denn wenn man die Auswirkungen nüchtern betrachtet, kann man die Frage stellen: Ist ein veganer Keks mit Palmöl wirklich ethisch vertretbarer als ein Keks mit Butter?

Einige wenige Hersteller ziehen inzwischen Konsequenzen. So etwa der italienische Nudelriese Barilla, der seine Produkte palmölfrei gestaltet und dies auch deutlich kommuniziert. Auch Norwegen ging mit gutem Beispiel voran und hat seinen Palmölverbrauch in kurzer Zeit um rund zwei Drittel reduziert, durch bewusste Maßnahmen und politische Steuerung. Ein Hoffnungsschimmer am trüben Öl-Horizont? Vielleicht. Jedenfalls ein Schritt in die richtige Richtung.

Gleichzeitig scharren die Gentechnik-Labore schon mit den Hufen: neue Hochleistungssorten von Ölpalmen sollen entwickelt werden, mit doppeltem Ertrag pro Hektar. Ziel ist es, den Profit weiter zu steigern und die Kritik kleinzureden. Auch die Pharmaindustrie ist nicht untätig, schließlich muss man sich langfristig auch um die Patienten kümmern, die das Ganze dann ausbaden dürfen. Die Gleichung ist einfach: Mehr Palmöl in Lebensmitteln = mehr Patienten = mehr Medikamente. Der perfekte Wirtschaftskreislauf.

Während Europa langsam beginnt, die Finger vom Palmöl zu lassen, zeigt ein Blick über den großen Teich das genaue Gegenteil. In den USA, der selbst ernannten Fast-Food-Nation Nummer 1, steigt die Nachfrage nach billigem Frittieröl stetig. Palmöl ist dort zum Öl der Wahl geworden. Wer mehrmals täglich frittierte Speisen konsumiert, denkt wohl eher selten über $CO_2$-Bilanzen oder Glycidyl-Ester nach. Mehr als 10 Millionen Tonnen Palmöl werden dort jährlich verbraucht, zu 100 % importiert. Wie es da wohl mit dem ökologischen Fußabdruck aussieht?

In Wahrheit braucht die Welt kein Palmöl. Sie braucht Bewusstsein. Bewusstsein über Zusammenhänge, über die Folgen von Massenkonsum und über den Irrglauben, dass jede pflanzliche Zutat automatisch gut für Mensch, Tier und Umwelt sei. Man kann ein Stück Butter ablehnen und trotzdem in die ökologische Falle tappen, mit jedem Löffel veganer Schokocreme, der auf einem brennenden Stück Regenwald basiert.

Es ist höchste Zeit für eine ehrliche Debatte. Nicht über Ersatzstoffe, sondern über echte Alternativen. Und nicht über Symbolpolitik, sondern über Ursachen. Wer wirklich etwas verändern will, sollte nicht nur seinen Fleischkonsum hinterfragen, sondern auch seine Bereitschaft, für Bequemlichkeit, Geschmack und Trendprodukte über Leichen zu gehen. Und sei es die eines Orang-Utans im Dschungel von Borneo.[58]

---

58 Fischer, F., & Nierula, F. (2019). *Der Palmöl-Kompass: Hintergründe, Fakten und Tipps für den Alltag* (1. Aufl.). München: oekom Verlag.

# DIE VEGANE REISE UM DIE WELT

## Vegan ist nicht automatisch unschuldig

Vegetarismus ist ein weltweites Phänomen. In manchen Regionen der Welt ist dies mit Tradition und Glauben verbunden, wie z. B. in Indien, wo der Hinduismus die am stärksten vertretene Religionsgemeinschaft ist. Viele Menschen glauben an Reinkarnation, Karma und Gewaltverzicht, mitunter ein Grund für den Fleischverzicht. Rund 40 % der Inder sind deshalb Vegetarier, die Zahl der strengen Veganer lässt sich nicht seriös beantworten, liegt aber definitiv im einstelligen Prozentbereich.[59] Ein Newcomer unter den Veggyländern ist Israel, wo mittlerweile rund 5 % Veganer leben. Tel Aviv hat sich so kurzerhand zur veganen Welthauptstadt erklärt, in jedem Restaurant in der Stadt gibt es fleischlose Alternativen, jedes zehnte Restaurant ist vegan – das perfekte Reiseziel für vegane Weltenbummler.

Veganes Reisen wurde ja mittlerweile von findigen Touristikern als Marktlücke entdeckt und durch umfangreiche Angebote besetzt. Reisebüros und Agenturen vermitteln Reisen um die Welt, bei denen der Verzicht auf tierische Produkte das eigentliche Reiseziel ist. In den entlegensten Winkeln der Erde lassen sich vegane Oasen finden, wo sich Urlauber an den einheimischen Pflanzen laben, um der dort lebenden Bevölkerung den Fleischkonsum finanziell zu ermöglichen. Die Mehrkosten, die eine vegane Mottoreise verursacht, werden ja gerne in Kauf genommen, den Tieren und der Umwelt zuliebe. Wobei das Thema Umwelt in diesem Zusammenhang für jene Veganer besonders interessant ist, die eben der Umwelt zuliebe auf Fleisch verzichten. Fleisch und tierische Produkte verursachen, wie wir alle wissen, einen immensen $CO_2$-Ausstoß und treiben den Klimawandel voran. Das vegane Kreuzfahrtschiff, welches durch Schweröl angetrieben die Weltmeere

---

59 Demokratiewebstatt (o. J.). *Heilige Kühe und ein ewiger Kreislauf – der Hinduismus.* Abgerufen am 21. Juni 2025 von https://www.demokratiewebstatt.at/thema/thema-religion-undglaube/diefuenfweltreligionen/heiligekueheundeinewigerkreislaufderhinduismus

bereist, wird in die Berechnung für das grüne Gewissen da wohl nicht mit einbezogen.

Auch wenn moderne Kreuzfahrtschiffe mit Partikelfiltern und Recyclingsystemen ausgestattet sind, klimafreundlich reisen geht anders. Beispielsweise mit Rucksack und Wanderschuhen, wobei Letztere für Veganer lederfrei sein sollten.

EIN BEISPIEL: **Entscheidet sich der reiselustige Veganer dennoch für die Kreuzfahrt, muss er rund 1,5 Tonnen $CO_2$-Ausstoß pro Person für eine siebentägige Reise einplanen.**

ZUM VERGLEICH: **Der Durchschnittsdeutsche konsumiert rund 60 kg Fleisch pro Jahr, welches einen $CO_2$-Ausstoß von etwa 10 kg $CO_2$ pro Kilo verursacht. Der Fleischesser verursacht also mit seiner Ernährung rund 600 kg $CO_2$ pro Jahr, weit weniger als eine Woche Urlaub auf See. Sicher, nicht alle reisen mit dem Schiff, auch das Flugzeug bietet eine mögliche Alternative, um die Welt zu bereisen. Aber auch hier sollten die $CO_2$-Emissionen berücksichtigt werden.**

ZUM VERGLEICH: **Ein Flug von München nach Mallorca emittiert rund 650 kg $CO_2$ pro Person. Um dann auf Palma vegan essen zu gehen, der Umwelt zuliebe.60**

Stöbert man in den Angeboten der Reiseanbieter, findet man oft traumhafte Destinationen, die sicher einen Besuch wert sind. Vegan Travel bietet zum Beispiel eine 11-tägige Entdeckungsreise mit dem Kreuzfahrtschiff zu den Galapagos-Inseln an, rein vegan natürlich. Sollte es auch sein, rechnet man die $CO_2$-Emissionen vom transatlantischen Flug hin und retour und die Kreuzfahrt zusammen, dann könnte man auch gleich eine Kleinstadt ein Jahr lang mit Rindfleisch versorgen.

Zurück auf dem Boden der Heimat geht der Nachwuchs wieder zu Gretls Freitagsdemo, und die Eltern erzählen in ihren Smalltalks mit der Vorstadtclique ihre Erlebnisse der Reise, ganz besonders die Eindrücke

---

60 *KlimaschutzPortal der Luftfahrt (o. J.). $CO_2$Rechner. Abgerufen am 21. Juni 2025 von https://www.klimaschutz-portal.aero/info-terminal/co2-rechner/*

der Klimaveränderung, gegen die sie mit ihrer veganen Ernährung ankämpfen. Das Reisen per se zur Umweltsünde zu erklären möchte wohl kaum jemand, doch sollten vor allem diejenigen, die die Nutztiere als $CO_2$-Schleudern denunzieren, ihre eigenen Reisegewohnheiten und die damit einhergehenden Emissionen kritisch betrachten. Fernreisen sollten demzufolge eigentlich für Veganer tabu sein.

Man muss kein großer Mathematiker sein, um hier den Fehler zu finden, auch wenn ein ganz Großer dieser Zunft selbst Vegetarier war: Die Rede ist von Pythagoras. Genie und Wahnsinn liegen eben oft dicht beieinander, scherzt der Volksmund.

## Vegane Ernährung als Trend

Die Firmen, die diese veganen Reisen anbieten, haben nur ein neues Segment im Tourismus für sich entdeckt, ihnen ist kein Vorwurf zu machen. Solange die Kuh Milch gibt, muss man sie melken. Und solange sich keine bittere Armut in der Welt verbreitet, wird dieser Markt wohl noch wachsen. So dient der Veggy-Trend auch als Gradmesser der Wirtschaft und der Konjunktur, wie alle Trends, die den Wohlstand einer Gesellschaft widerspiegeln. Vegane Ernährung als Trend zu bezeichnen, missfällt sicher so manchem Leser, wie viele andere harte Fakten und Tatsachen in diesem Buch auch. Dennoch scheint es der gelindeste Terminus zu sein. Anders lässt es sich nicht erklären, wenn für alle Produkte und Dienstleistungen eine vegane Variante zur Verfügung stehen muss, um „up to date“ zu sein.

Trotz all dem, wir reden immer noch von nur rund 3 % der Bevölkerung. Es entwickelt sich ein Markt, der nur von einigen wenigen nachgefragt, allerdings wächst dieser medial und gesellschaftlich dennoch stark an. Die Gründe sind trivial. Keiner mag es, aber jeder will dabei sein, einfach, um dazuzugehören.

Das Thema Ernährung ist alt wie die Menschheit selbst und entwickelt sich stetig weiter. Nicht alle Regionen und Länder dieser Welt haben in ihrer Bevölkerung ein offenes Ohr für die fleischlose Ernährung. Entwicklungs- und Schwellenländer, klimatisch benachteiligte Länder und Regionen haben wohl kaum etwas für den Veggy-Trend der westlichen Welt übrig. Sie sind es aber auch, die einen Großteil der $CO_2$-Emissionen weltweit freisetzen, sich kaum um Umweltschutz bemühen oder gar um Tierschutz und Tierwohl. Nicht aus Wurstigkeit, sondern weil ihre Bedürfnisse ganz andere sind als jene der reichen Länder.

Die Bedürfnispyramide nach Maslow zeigt uns die Gründe für die unterschiedlichen Verhaltensmuster der Weltbevölkerung auf. Erst wenn der Hunger gestillt und die Familie satt ist, kann darüber nachgedacht werden, sich mit seinem Verhalten der Gesellschaft dienlich zu machen. Umweltschutz, soziale Aspekte und Tierschutz kommen erst nach den persönlichen Präferenzen.[61] Der Konsument aus Europa kann seinen Beitrag nur durch sein Kaufverhalten leisten. Die vegane Reise in veganer Unterwäsche wird die Welt wohl kaum retten, vielleicht aber das angepasste Konsumverhalten, das auch einen Respekt für die importierten Produkte widerspiegelt.

Fair Trade beispielsweise, ein Gütesiegel für faire Arbeitsbedingungen und nachhaltiges Wirtschaften in Entwicklungsländern. Werden durch faires Produzieren ökonomische und soziale Kriterien eingehalten, kann sich die Gesellschaft in diesen Ländern weiterentwickeln. Die nächste Stufe der Pyramide rückt in Reichweite, die Gemeinschaft verändert sich, die Umwelt und die Lebewesen gewinnen an Bedeutung. Das sind die wahren Veränderungen, die unsere Welt braucht, nicht das vegane Frühstücksbuffet auf der Klimakreuzfahrt durch die Karibik, sondern ein Verständnis für echte Nachhaltigkeit, soziale Gerechtigkeit und ökologisches Augenmaß.[62]

---

61 *Flandorfer, P. (2024, 22. November). Die Bedürfnispyramide von Maslow verstehen und anwenden. Scribbr. Abgerufen am 21. Juni 2025 von https://www.scribbr.de/modelle-konzepte/beduerfnispyramide-maslow/*

62 Fairtrade Österreich (o. J.). *Fairtrade – für fairen Handel und bessere Lebensbedingungen* [Webseite]. Abgerufen am 21. Juni 2025 von https://www.fairtrade.net/at-de.html

# WARUM ESSEN WIR, WAS WIR ESSEN?

## Von der Lust zur Last – wie wir beim Essen manipuliert werden

Warum essen wir eigentlich, was wir essen? Auf welchen Grundlagen basiert die Entscheidung, uns auf ein bestimmtes Gericht festzulegen oder ein anderes kategorisch abzulehnen? Es sind im Schnitt rund 200 Entscheidungen, die wir täglich rund ums Essen treffen. Für den kulinarisch motivierten Hobbykoch oder den selbstversorgenden Gartenfanatiker sind es vermutlich sogar noch mehr. Schon beim Einkauf im Supermarkt stehen wir vor einer schier unüberblickbaren Auswahl, rund 12.000 Produkte buhlen um unsere Aufmerksamkeit. Und obwohl uns die Vielfalt suggeriert, frei wählen zu können, sind es letztlich einige wenige Faktoren, die unsere Kauf- und Essentscheidungen bestimmen.[63]

Optik, Geschmack und psychologische Einflussgrößen bestimmen, was auf unseren Tellern landet. Gesundheitliche Überlegungen? Meist zweitrangig. Dass „das Auge mitisst", ist kein abgedroschener Kalenderspruch, sondern knallharte Realität. Was hübsch angerichtet ist, wirkt automatisch appetitlicher, da nimmt man geschmackliche Einbußen durchaus in Kauf. Ein schön angerichtetes Gericht in edlem Porzellan auf Leinenserviette hat schlicht mehr Reiz als das gleiche Mahl auf einem Pappteller an der Bierzeltgarnitur, auch wenn Letzteres, etwa ein Grillhendl mit Maßkrug, eine ganz eigene Ästhetik und Faszination mitbringt.

Hier kommen bereits die psychologischen Komponenten ins Spiel: Das richtige Gericht zur richtigen Zeit am richtigen Ort. Und idealerweise im richtigen emotionalen Zustand. Psychologische Einflüsse sind aber weit mehr als nur Stimmung und Ambiente. Gesellschaftliche Zugehörigkeit, familiäre Prägung, regionale Esskultur, Religion, Beruf, soziale Klasse, Gruppenzugehörigkeit – alles spielt mit hinein. Und mittendrin ein nicht ganz unumstrittener Aspekt: der Suchtfaktor.

---

63 *EHI Retail Institute (o. J.). Sortimentsbreitenerhebung: Das Warensortiment der Supermärkte – Entwicklungen von 2009 bis 2022. Abgerufen am 21. Juni 2025 von https://www.handelsdaten.de/handelsthemen/sortimentsbreitenerhebung*

Sucht und Essen, eine groteske Vorstellung? Mitnichten. Zucker steht ganz oben auf der Liste der problematischen Substanzen, die in unser tägliches Essen gemischt werden. Nicht als Lebensmittel im eigentlichen Sinn, sondern als Zusatzstoff, der gezielt eingesetzt wird, um unsere Sinneswahrnehmung und unser Essverhalten zu manipulieren. Zucker nimmt uns nicht nur das natürliche Sättigungsgefühl, er macht uns auch abhängig. Wer sich der Illusion hingibt, dass vegane Fleischkopien eine gesunde Alternative seien, sei gewarnt: Gerade diese Produkte stammen in der Regel aus industrieller Fertigung und sind oft reich an Zucker, Salz und künstlichen Aromen.

Bei natürlichen Lebensmitteln merkt man irgendwann, dass man satt ist, beim hochverarbeiteten „Ersatzessen“ hingegen isst man munter weiter. Die Kontrolle über das eigene Hunger- und Sättigungsgefühl geht verloren. Der Durchschnittseuropäer konsumiert laut Schätzungen jährlich rund 40 Kilogramm Zucker, unbewusst. Und was kaum jemand weiß: Eine Zuckerreduktion um bis zu 30 % in Produkten wie Schokopudding ist für die meisten Konsumenten gar nicht wahrnehmbar. Reines Kalkül also, wenn die Industrie Zucker verwendet, um nicht den Geschmack zu verbessern, sondern die Kontrolle über die Kunden zu behalten.[64]

Doch nicht nur der Geschmack kann manipuliert werden, auch Optik und Konsistenz spielen eine entscheidende Rolle. Rote Lebensmittel werden eher als süß empfunden, blaue brauchen hingegen mehr Zucker, um denselben Geschmackseindruck zu erzielen. Konsistenz, Farbe und Form beeinflussen unsere Wahrnehmung auf subtile Weise, oft ohne dass wir es merken.

## Hauptsache vegan – egal was drin ist

Je höher der Anteil an verarbeiteten Produkten in unserer Ernährung, desto weniger Kontrolle haben wir über das, was wir eigentlich zu uns nehmen. Genau hier liegt einer der wahren Gründe, warum der Veggy-

---

64 Bundesamt für Lebensmittelsicherheit und Veterinärwesen (BLV) (o. J.). *Zuckerreduktion in verarbeiteten Lebensmitteln* [Deutschland/Schweiz]. Abgerufen am 21. Juni 2025 von https://www.blv.admin.ch/blv/de/home/lebensmittelundernaehrung/ernaehrung/produktzusammensetzung/zuckerreduktion.html

Trend von der Industrie so dankbar aufgenommen wurde. Die neuen veganen Alternativprodukte eröffnen den Konzernen nicht nur neue Zielgruppen, sondern auch eine neue Bühne für hochverarbeitete Waren mit satten Margen. Dem überzeugten Veganer ist das freilich egal, für ihn zählt nicht, was im Essen enthalten ist, sondern einzig und allein, was nicht enthalten ist.

So reduziert sich die kulinarische Entscheidungsgrundlage nicht selten auf ein einziges Kriterium: den Ausschluss von Tierprodukten. Ob künstlich, zuckerhaltig, nährstoffarm oder industriell gefertigt. Egal, Hauptsache vegan. Das klingt polemisch, trifft aber den Kern vieler Konsumentscheidungen.

Natürlich gibt es Ausnahmen, nicht alle Veganer sind gleich, und pauschale Verurteilungen führen selten zu klugen Erkenntnissen. Es gibt durchaus gemäßigte Vertreter dieser Bewegung, die sich nicht scheuen, gelegentlich ins vegetarische oder gar pesketarische Lager zu wechseln, wenn es die Situation verlangt oder die Vernunft gebietet.

Doch gerade jene Entscheidungen, die wir rund ums Essen treffen, sind nur selten rein individuell. Die Umgebung, die Infrastruktur, das Angebot vor Ort, all das nimmt massiven Einfluss auf unsere Wahl. Wer in der 200-Seelen-Gemeinde am Land wohnt, wird beim Tante-Emma-Laden nicht dieselbe Auswahl an veganen Spezialitäten finden wie im Berliner KaDeWe. Veganismus ist, logistisch betrachtet, ein städtisches Phänomen.

## Möhre auf dem Bau? – Warum Männer seltener vegan sind

Ein immens wichtiger Entscheidungsfaktor für die Wahl unserer Speisen blieb bis jetzt unberücksichtigt: das Geschlecht des Konsumenten. Männer sind wahre Fleischtiger, sie konsumieren im Schnitt fast die doppelte Menge an Fleisch im Vergleich zu Frauen. Dafür sind Letztere bei Obst und Gemüse eindeutig die Vorreiter. Für den Ökoveganer sind also, zumindest statistisch gesehen, die Herren der Schöpfung die eigentlichen Klimakiller. Immerhin sind nur etwa 30 % aller Veganer männlich. Vegan ist eben jung, weiblich und urban, ein Klischee, das sich in vielerlei Studien zu bewahrheiten scheint. In einigen Fällen gesellen sich dazu auch noch jugendlicher Aktionismus und politische

Korrektheit.[65] So steigt bei diversen Freitagsprotesten für unser Klima der Veganeranteil unter den Teilnehmern wohl um ein Vielfaches.

Zurück zu den greifbaren Fakten, die wirklich entscheidend sind für unsere alltägliche Nahrungswahl. Frau und Mann konsumieren annähernd die gleiche Menge an Gemüse und alkoholfreien Getränken. Bei fast allen anderen Lebensmitteln gibt es allerdings teils enorme Unterschiede, was nicht nur auf persönliche Präferenzen, sondern auch auf den höheren Energiebedarf der männlichen Bevölkerung zurückzuführen ist.

Die größte Gemeinsamkeit zwischen Mann und Frau zeigt sich übrigens bei den Kriterien, nach denen sie ihre Einkäufe tätigen. Frische, Geschmack, Haltbarkeit und Herkunft sind die zentralen Auswahlpunkte. Wenn es jedoch um die Wahl der Qualität geht, schaut die Frau meist genauer hin. Von ihr wird öfter eine biologische Alternative gewählt, während der männliche Käufer schneller zum konventionellen Schnäppchen greift. Hauptsache, der Hunger wird gestillt. Mit zunehmendem Alter verändern sich dann auch die Essgewohnheiten. Es wird nicht nur generell weniger gegessen, sondern auch die Produktwahl verändert sich. Milch, Käse und Fleisch werden reduziert, stattdessen bevorzugt man leichtere Kost. Dieser Wandel zeigt sich besonders stark bei Männern. Frauen hingegen, die ohnehin weniger dieser Produkte konsumieren, bleiben in ihrem Konsumverhalten relativ konstant.

Ein weiterer nicht zu unterschätzender Faktor bei der Auswahl unserer Nahrung ist der Bildungsstand. Es gibt mittlerweile zahlreiche Studien, die belegen wollen, dass höher gebildete Menschen eher auf Fleisch verzichten als Personen mit niedrigerem Bildungsstandard. Soweit, so erwartbar. Doch auch ohne wissenschaftliche Grundlagen lässt sich ein Denkanstoß liefern: Betrachtet man die Berufsfelder, in denen die Menschen arbeiten, wird schnell klar, dass körperlich fordernde Tätigkeiten häufiger von Menschen mit geringerer formaler Bildung ausgeübt werden. Akademische Abschlüsse hingegen enden selten im Handwerk oder auf der Baustelle.

---

65 Statista (n. d.). Vegetarier und Veganer in Österreich nach soziodemografischen Merkmalen [Infografik]. Abgerufen am 21. Juni 2025 von https://de.statista.com/infografik/10875/vegetarier-und-veganer-in-oesterreich-nach-soziodemografischen-merkmalen/

Ergo: Harte Arbeit verlangt nach ausgewogener, proteinreicher Nahrung, also de facto nach Fleisch. Oder, um es plastisch auszudrücken: Wer kann sich ernsthaft einen veganen Bauarbeiter vorstellen, der in seiner Mittagspause an einer Möhre knabbert, um am Nachmittag wieder Tonnen an Materialien zu bewegen? Eher unwahrscheinlich. Bei einer sitzenden Tätigkeit im klimatisierten Büro, abgeschottet vom natürlichen Tageslicht und gestresst vom nächsten Zoom-Meeting, reichen eine Zeit lang auch ein paar verwelkte Blätter Salat, um nicht gänzlich körperlich zu verfallen. Und um diesem Verfall entgegenzuwirken, werden schließlich Vitaminpräparate eingeworfen, Superfoods konsumiert und im Fitnessstudio nach Feierabend hart trainiert, um die körpereigene Dekadenz wieder auszumerzen. Oft wird dann der Body nicht durch bewusste Ernährung geformt, sondern durch Heißhungerattacken, konsequent bekämpft durch vegane Süßigkeiten, pflanzliches Knabberzeug und Proteinshakes mit fragwürdigen Inhaltsstoffen.

## Von der Fleischverweigerung in die Essstörung

Veganismus als Schlankheitskur funktioniert eben nur in Kombination mit Bulimie, überspitzt gesagt, aber nicht ganz von der Hand zu weisen. Denn manchmal wird Veganismus zum Deckmantel für ein gestörtes Essverhalten.

Veganismus und Magersucht, zwei Begriffe, die auf den ersten Blick nicht viel miteinander zu tun haben, sich jedoch in gewissen Lebensrealitäten oft gegenseitig befruchten. Eine problematische Kombination, über die öffentlich kaum gesprochen wird, obwohl sie längst keine Randerscheinung mehr ist. Anorexie, also Magersucht, entsteht häufig parallel zur Umstellung auf eine vegane Ernährung. Vor allem junge Frauen, die einem falschen Schönheitsideal nacheifern, sind besonders anfällig, vom anfänglichen Fleischverzicht langsam, aber stetig in die Essstörung abzugleiten.[66]

---

66 Beck, R. (2018, 2. November). *Anorexie und Veganismus haben Gemeinsamkeiten.* TagesWoche. Abgerufen am 21. Juni 2025 von https://www.tageswoche.ch/form/interview/anorexie-und-veganismus-haben-gemeinsamkeiten/index.html

Gerade in Familien und Freundeskreisen, in denen Fleisch seit Generationen eine kulinarische Selbstverständlichkeit ist, wird Veganismus schnell zur praktischen Ausrede, um das Essen ganz zu verweigern, frei nach dem Motto: „Ich esse nichts, weil ich ja nichts essen darf." Das kommt einer moralischen Aufwertung gleich und verleiht der Essensverweigerung plötzlich einen gesellschaftlich akzeptierten Anstrich. Die mediale Dauerbeschallung durch Mode-Ikonen, Werbung und die heile Welt der sozialen Netzwerke befeuert diese Strömung zusätzlich – bis hinein in eine ernstzunehmende Erkrankung oder gar den Tod.

Zugegeben, weder der Ernährungsstil noch die Modewelt allein können für die Zunahme solcher Zivilisationskrankheiten verantwortlich gemacht werden. Es ist, wie so oft, das fatale Zusammenspiel vieler Einflüsse, das letztlich auf die Gesundheit des Einzelnen einwirkt. Dabei treten gesundheitliche Aspekte bei unserer Ernährung ohnehin immer weiter in den Hintergrund. Der nötige „Hausverstand", der früher als stiller Beifahrer am Esstisch saß, scheint auf mysteriöse Weise abhandengekommen zu sein. An seine Stelle ist eine Mischung aus Informationsüberflutung, Halbwissen und Marketinggewäsch getreten.

## Vom Naturversprechen zur Chemiefabrik

Mangelerscheinungen und Heißhungerattacken bei vegan lebenden Menschen werden dann nicht selten mit veganen Fruchtgummis, Bonbons oder Schokolade kompensiert, alles Produkte, deren wichtigster Inhaltsstoff Zucker ist. Zucker, dieses weiße Gold des Westens, kann suchterzeugend und gesundheitsschädlich sein. Zucker ist allgegenwärtig. Selbst in Lebensmitteln, die auf den ersten Blick gar nicht süß schmecken, ist er als Geschmacksverstärker verborgen.

Vegane Fertigprodukte, Hülsenfrüchte aus der Dose, Maiskonserven, Soßen, pflanzliche Brotaufstriche, Hummus, pflanzliche Drinks oder die beliebten Fleischersatzprodukte, sie alle enthalten zum Teil versteckte Zucker. Ein zuckerfreier veganer Lebensstil ist also, insbesondere bei regelmäßigem Griff ins Fertigregal, kaum umsetzbar. Wer wirklich gesund leben will, kommt um frische Küche nicht herum.

Für Veganer, die nicht zuckerfrei leben wollen, lauert die nächste Hürde, nämlich die Tatsache, dass nicht jeder Zucker per se vegan ist. Klingt paradox, ist aber Realität.

Zucker wird zwar aus Pflanzen gewonnen, aus Zuckerrüben oder Zuckerrohr, doch in vielen Fällen wird er bei der Raffination mit tierischen Bestandteilen wie Knochenkohle gefiltert. Diese Tatsache trifft zwar auf österreichischen und deutschen Zucker nicht zu, sehr wohl aber auf Importprodukte. Wer also nicht täglich das Kleingedruckte auf den Konserven studiert und jeden Lieferanten überprüft, läuft Gefahr, unbewusst das zu konsumieren, was er eigentlich ablehnt. Eine Tragödie für die tierliebende Seele, aber wohl kaum ein Weltuntergang für den menschlichen Körper.

Natürlich gibt es Alternativen zu diesem Alltagsgift Zucker, und sie stehen mittlerweile auch gut sortiert in den Regalen unserer Supermärkte. Sie heißen Stevia, Xucker, Erythrit oder Ahornsirup, kommen in freundlicher Verpackung daher und versprechen Genuss ohne Reue. Doch wie so oft steckt auch hier der Teufel im Detail, oder in der Chemie, je nachdem, wie man es sehen will.

Beginnen wir mit Stevia. Oft als „reines Naturprodukt" vermarktet, stammt der Süßstoff aus der Pflanze *Stevia rebaudiana*, auch Süß- oder Honigkraut genannt. Sie wächst ursprünglich in Südamerika und war dort schon den indigenen Völkern bekannt, die die süßen Blätter als Heilpflanze nutzten. Heute findet sich Stevia auf vielen Kontinenten, vor allem in China, wo es nicht nur angebaut, sondern auch industriell verarbeitet wird.

Und genau da liegt der Haken: Um aus der Pflanze ein verzehrbares Süßungsmittel zu gewinnen, sind aufwendige chemische Prozesse notwendig. Dabei kommen unter anderem Aluminiumsalze zum Einsatz, Stoffe, die in der Umwelt- und Gesundheitsdebatte nicht gerade für Jubel sorgen. Vom „reinen Naturprodukt" bleibt da am Ende nicht viel übrig. Es bleibt die Frage: Wie viel Natürlichkeit ist uns eigentlich noch wichtig, solange das Produkt mit einem grünen Etikett und einem Null-Kalorien-Versprechen glänzt?

Nicht weniger zwiespältig ist der Blick auf Xylit, im Handel meist unter dem Markennamen „Xucker" verkauft. Dieser Zuckeraustauschstoff wird aus landwirtschaftlichen Reststoffen wie Maisspindeln oder Stroh gewonnen, das klingt zunächst nachhaltig. Doch auch hier braucht es einen Cocktail aus Chemikalien, wie Schwefelsäure und Natronlauge, um das Süßungsmittel aus den pflanzlichen Fasern herauszulösen. Die industrielle Produktion ist aufwendig und teuer, was den Preis des Endprodukts in die Höhe treibt. In der Breite der Lebensmittelproduktion ist Xylit bislang eher eine Randerscheinung, ein Luxusartikel für jene, die sich „gesunde" Ernährung leisten können.

Wer es noch günstiger und noch chemischer will, greift zu Aspartam. Ein Stoff, der seit Jahrzehnten in der Kritik steht und trotzdem in zahllosen Light-Produkten, Softdrinks und Diätlebensmitteln zu finden ist. Aspartam hat nicht nur einen zweifelhaften Ruf, sondern auch eine zweifelhafte Herkunft. Er wird aus dem Stoffwechselprodukt genetisch veränderter Coli-Bakterien gewonnen, also buchstäblich aus dem, was die Bakterien ausscheiden. Bon appétit.

Noch schlimmer ist jedoch, was Aspartam im Körper bewirken kann. Es überwindet die Blut-Hirn-Schranke, beeinflusst die Neurotransmitter im Gehirn, wird im Körper zu Methanol und später zu Formaldehyd umgewandelt, einem bekannten Karzinogen.[67] Studien belegen den Zusammenhang mit Fettleibigkeit, Stoffwechselstörungen, Kopfschmerzen und im schlimmsten Fall sogar neurologischen Erkrankungen.[68] Und trotzdem bleibt Aspartam zugelassen. Warum? Weil die wirtschaftlichen Interessen der Hersteller offenbar wichtiger sind als der Schutz der Konsumenten.

Wer glaubt, dass Behörden und Politiker uns hier beschützen, irrt gewaltig. Dieselben Instanzen, die uns bei jeder Gelegenheit erklären wollen, wie wir zu leben und zu essen haben, sehen bei genau diesen Risiken stillschweigend zu. Die Eigenverantwortung, auf die in gesundheitlichen Fragen immer wieder verwiesen wird, ist nichts anderes als ein eleganter Rückzug aus der politischen Verantwortung. Jeder ist sich selbst der Nächste, auch beim Einkaufen.

## Vom Veggie Day zum Zwangsmenü

Während der fleischlose Tag als gesellschaftliches Signal gefeiert wird, wird gleichzeitig der Zugang zu echten Informationen über Lebensmittelinhalte immer schwerer. Wenn in deutschen Mensen der „Veg-

---

67 Zentrum der Gesundheit (o. J.). *Aspartam: Ein Süßstoff mit Nebenwirkungen.* Abgerufen am 21. Juni 2025 von https://www.zentrum-der-gesundheit.de/ernaehrung/lebensmittel/ungesunde-suessungsmittel/aspartam-suessstoff

68 Saischegg, E. (2021, August). *Natürliche und künstliche Süßstoffe als Zuckeralternative für eine kalorienreduzierte Ernährung* (Diplomarbeit, Universität Graz). Abgerufen über urn:nbn:at:at-ubg:1-169951

gie Day“ eingeführt wird, jubelt ein Teil der Bevölkerung. Doch wehe dem, man würde einen „Fleischtag“ fordern, ein Aufschrei wäre die Folge. Dabei wäre es aus Gründen der Ausgewogenheit zumindest diskussionswürdig. Doch Diskussionen dieser Art sind in der heutigen Zeit kaum noch möglich, ohne sofort als reaktionär abgestempelt zu werden.

Dass wir einst glaubten, Atomkraft, Verbrennungsmotoren oder industrielle Massentierhaltung endgültig hinter uns gelassen zu haben, hat uns die Realität schon oft widerlegt. Wer hätte im Jahr 2020 gedacht, dass Gesetze eingeführt werden, die die Bewegungsfreiheit und Grundrechte einschränken, und das unter dem Beifall eines verängstigten Volkes? Was heute als Lifestyle beginnt, kann morgen zur Vorschrift werden.

Die Frage, warum wir essen, was wir essen, ist damit keine rein persönliche mehr, sie ist politisch, wirtschaftlich und moralisch aufgeladen. Wer nicht aufpasst, verliert am Ende nicht nur die Kontrolle über seine Ernährung, sondern über sein ganzes Leben. Der mündige Bürger wird entmündigt, von Labels, Konzernen und Ideologien. Zeit, wieder Herr über den eigenen Teller zu werden.

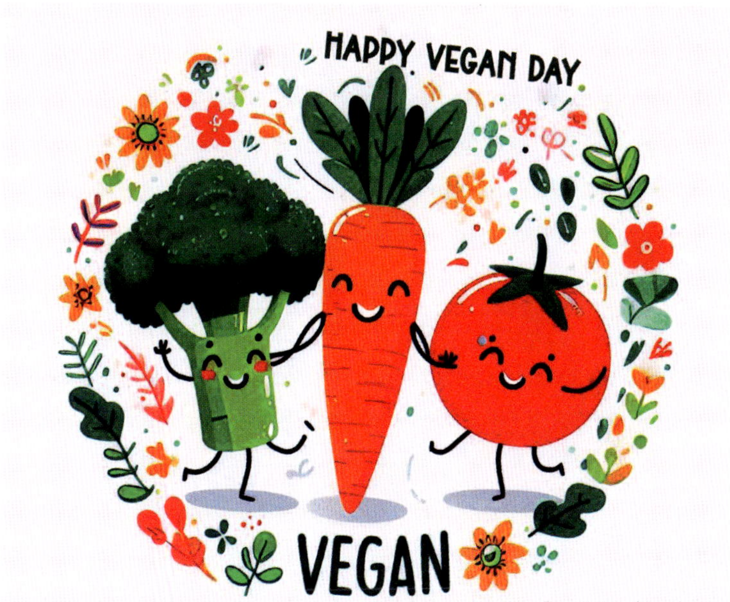

Foto © Freepik/mythosart

# ZWÖLF GUTE GRÜNDE, FLEISCH ZU ESSEN

## 1. Fleisch ist gesund, schmeckt gut und ist vielseitig

Fleisch liefert dem menschlichen Körper wertvolle Nährstoffe, hochwertiges Eiweiß mit einer hohen biologischen Wertigkeit, Eisen, Zink, B-Vitamine und zahlreiche essentielle Spurenelemente. Es ist nicht nur ein Energielieferant, sondern auch ein Baustoff für Muskeln, Organe und das Immunsystem. Während weißes Fleisch wie Huhn oder Pute besonders fettarm ist, liefert rotes Fleisch wie Rind oder Wild stärkere Aromen und mehr Eisen, wobei Letzteres gerade in pflanzlicher Kost oft zu kurz kommt.[69] Die geschmackliche Vielfalt reicht vom butterzarten Filet bis hin zum herzhaft-deftigen Gulasch, vom luftgetrockneten Speck bis zum feinen Kalbsbraten, da schlägt das kulinarische Herz höher. Die vegane Küche hingegen kann zwar imitieren, aber nicht ersetzen. Geschmack, Textur und Aroma bleiben künstlich und chemisch, so sehr man sich auch bemüht, Fleisch mit Tofu und Sojaschnitzeln nachzubasteln. Die Vielfalt tierischer Produkte ist über Jahrhunderte gewachsen, in der Küche, der Kultur und auf dem Teller. Fleisch gehört eben dazu.

## 2. Massentierhaltung bedeutet nicht automatisch Tierleid

Der Begriff „Massentierhaltung" ist ein ideologisch aufgeladener Kampfbegriff, der in erster Linie dazu dient, Emotionen zu wecken, nicht Aufklärung zu liefern. Weder das Wort „Masse" noch „Tierhaltung" ist per se negativ. Entscheidend ist nicht die Anzahl der Tiere, sondern wie sie gehalten werden. Moderne Tierhaltung bedeutet heute: kontrollierte Fütterung, regelmäßige tierärztliche Betreuung, aus-

---

69 Hofstädter (o. J.). *Nährstoffe im Fleisch: Die 5 wichtigsten Fakten.* Abgerufen am 21. Juni 2025 von https://www.hofstädter.at/naehrstofffe-fleisch-die-5-wichtigsten-fakten/

reichend Platz, moderne Stalltechnik und hoher Hygienestandard. Tierwohl ist ein zentrales Element, nicht aus Tierliebe allein, sondern auch aus wirtschaftlicher Vernunft: Nur gesunde Tiere leisten gute Erträge. Wer das Tier krank, gestresst oder unter schlechten Bedingungen hält, bekommt minderwertige Produkte. Das ist auch ökonomisch sinnlos. Und ja, Betriebe sind größer geworden, nicht aus Profitgier, sondern weil moderne Technik, verbesserte Logistik und gestiegene Anforderungen dies notwendig machen. Mehr Tiere bedeuten nicht automatisch mehr Leid, sondern oft effizientere und professionellere Betreuung. Wer das nicht glaubt, möge einen hochmodernen Milchviehbetrieb besuchen und sich vom Gegenteil überzeugen.[70]

## 3. Tierwohl steht heute im Vordergrund

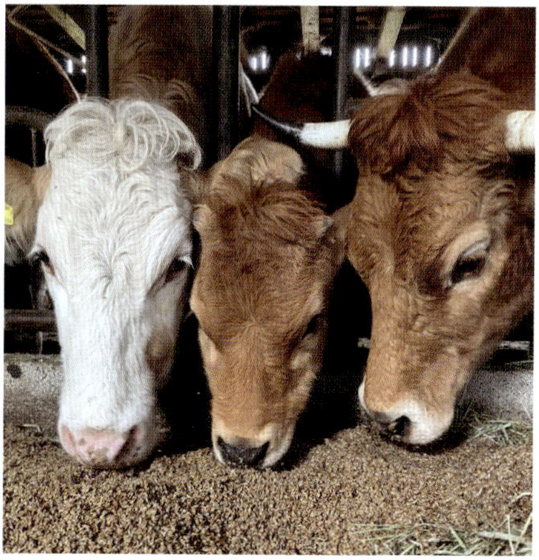

Ein Blick in moderne Tierhaltungsbetriebe zeigt eine Realität, die mit der Horrorvorstellung vieler veganer Aktivisten nichts mehr gemein hat. Melkroboter, Lüftungssysteme, Komfortliegen, tierindividuelle Fütterung, das ist der Standard in der heutigen Rinderhaltung. Die Kuh entscheidet selbst, wann sie fressen, sich bewegen oder gemolken werden will.

Überwachungssysteme messen Vitalwerte in Echtzeit, ein Gesundheitsmonitoring schlägt Alarm, wenn sich der Zustand der Tiere verändert. Was früher ein blindes Bauchgefühl des Landwirts war, ist

70 Republik Österreich – Bundeskanzleramt (2004, 10. März). *Verordnung der Bundesministerin für Gesundheit und Frauen über die Mindestanforderungen für die Haltung von …* (1. Tierhaltungsverordnung, BGBl. II Nr. 485/2004, Fassung vom 21. November 2012). Abgerufen am 21. Juni 2025 von RIS: https://www.ris.bka.gv.at/GeltendeFassung.wxe?Abfrage=Bundesnormen&Gesetzesnummer=20003820

heute präzise Datenerhebung. Diese Technik verbessert das Tierwohl, senkt Stress und steigert die Lebensqualität und – ja – auch die Milchleistung. Ein modernes Stallgebäude ersetzt nicht die Almwiese, aber es schützt vor Witterung, Parasiten und Wildtierdruck und ist Teil eines funktionierenden, hochqualitativen Tierhaltungsmodells, das auch moralisch vertretbar ist. Wer Tierhaltung mit Tierquälerei gleichsetzt, hat weder einen Stall von innen gesehen noch je ein Nutztier mit eigenen Händen gepflegt.

## 4. Fleischkonsum hat nichts mit dem Raubbau an tropischen Regenwäldern zu tun

Das Narrativ, dass wegen unseres Fleischkonsums täglich riesige Flächen tropischen Regenwaldes gerodet werden, ist in dieser Pauschalität falsch und irreführend. In Mitteleuropa stammt der Großteil des Tierfutters aus heimischem oder europäischem Anbau. Der Sojaimport, der medial gerne an den Pranger gestellt wird, macht in Deutschland beispielsweise nur 14 % des Eiweißfutters aus. Der Rest stammt aus regionalen Quellen wie Ackerbohnen, Lupinen oder Erbsen. Der gezielte Anbau von gentechnikfreiem Donau-Soja in Österreich und angrenzenden Ländern nimmt stetig zu. Die europäischen Landwirte sind längst auf dem Weg zur Futterautarkie, ohne Regenwald, ohne Brandrodung.[71]

## 5. Der Anbau von Futterpflanzen steht in keiner Konkurrenz zum Pflanzenbau für die menschliche Ernährung

Ein weit verbreitetes Märchen: Dass Kühe den Menschen das Essen wegessen. In Wahrheit ist es genau umgekehrt. Weideflächen, Hanglagen, Moorgebiete, Almflächen oder magere Grünflächen lassen sich nicht für den Ackerbau nutzen, wären ohne Wiederkäuer ökologisch

---

71 Donau Soja (o. J.). *Donau Soja – Für eine nachhaltige, europäische und gentechnikfreie Eiweißversorgung* [Webseite]. Abgerufen am 21. Juni 2025 von https://www.donausoja.org/

sogar wertlos. Rinder und Schafe verwandeln diese Flächen in hochwertige Lebensmittel, aus Gras wird Milch, aus Kräutern wird Fleisch. Darüber hinaus entstehen bei der Produktion pflanzlicher Lebensmittel wie Öl oder Bier sogenannte Koppelprodukte, etwa Rapsextraktionsschrot oder Biertreber, die für Menschen ungenießbar, aber für Tiere hochwertiges Futter sind. Ohne Tierhaltung würden diese Nebenprodukte auf dem Müll landen. Und nicht zu vergessen: Selbst Getreidechargen, die aufgrund von Schimmel, Pilzbefall oder Bruchkorn nicht für den menschlichen Verzehr geeignet sind, finden als Futtermittel noch sinnvolle Verwendung. Tierhaltung ist also kein Konkurrent des Ackerbaus, sondern ein nachhaltiger Teil desselben Kreislaufs.

**WUSSTEN SIE?**

**Die Viehwirtschaft verbraucht zwar grundsätzlich mehr Wasser als der Obst- und Gemüseanbau. Sie findet aber meist in Regionen statt, in denen genug Niederschlag fällt. Den größten kritischen Wasserverbrauch verursachen deshalb laut WWF nicht Fleischesser, sondern Veganer.**

*(National Geographic, 2022)*

## 6. Tierhaltung unterliegt einem strengen Reglement

Kaum ein Bereich in der Landwirtschaft wird so streng reguliert und kontrolliert wie die Nutztierhaltung. Beginnend beim österreichischen Tierschutzgesetz über bundesstaatliche Vorschriften bis hin zu europarechtlichen Regelwerken spannt sich ein engmaschiges Netz aus Normen und Auflagen, das die Tierhalter auf Schritt und Tritt begleitet. Diese Gesetze regeln nicht nur Haltung und Fütterung, sondern auch Transport, Schlachtung und sogar Stallklimaführung. Dabei sind die Behörden nicht die einzigen Kontrolleure, auch private Qualitätssicherungsinitiativen, Audits durch Abnehmer und unabhängige Zertifizierer sind mit im Spiel. Agrarförderungen sind heute fast ausnahmslos an die Einhaltung von Tierwohlauflagen, Flächenaufzeichnungen und Umweltstandards gekoppelt. Wer hier schummelt, riskiert nicht nur Bußgelder, sondern auch den Verlust seiner Existenzgrundlage. Missstände gibt es, wie in jeder Branche, aber sie sind seltene Ausnahmen und keineswegs die Regel. Doch diese wenigen Fälle werden medial genüsslich ausgeschlachtet, obwohl sie rein statistisch keinen nennenswerten Anteil darstellen. Im Übrigen: Wer Missstände aufdeckt, sollte sie konkret benennen und nicht pauschal ganze Berufsstände verurteilen.[72]

## 7. Fleisch und tierische Produkte sind Teil einer kontrollierten Prozesskette

Von der Geburt eines Kalbes bis zum Steak auf dem Teller, die Produktionskette tierischer Lebensmittel ist in der EU nahezu lückenlos dokumentiert. Jeder Transport, jede Behandlung, jede Fütterung ist nachvollziehbar. Rinder tragen ihre Ohrmarkennummer wie einen Ausweis durchs Leben, und dieser Ausweis ist im Supermarkt noch rückverfolgbar. Der Konsument kann per QR-Code oder Chargennummer oft genau nachsehen, woher das Fleisch stammt, wann es verarbeitet und wie es kontrolliert wurde. Selbst der Schlachthof, der Zerlegebetrieb und der Transporteur lassen sich benennen.[73] Und als ob das nicht genug wäre, sind sogar die Futtermittel Teil des Rückverfolgungssystems. So genau wird in der gesamten veganen Industrie übrigens nicht hingesehen, dort genügt oft das Label „plant based", um jeden Zweifel zu zerstreuen. In der Tierhaltung werden die Futtermittel der Nutztiere besser kontrolliert als die direkten Zutaten in veganen Fertigprodukten. Ironie der Geschichte: Die Lebensmittel, die am meisten kritisiert werden, sind gleichzeitig die am besten kontrollierten.[74]

---

72 *Europäisches Parlament (2020, 10. Juli). EUGesetze für Tierschutz und Tierwohl. (Videos) [Webseite]. Abgerufen am 21. Juni 2025 von https://www.europarl.europa.eu/topics/de/article/20200624STO81911/eu-gesetze-fur-tierschutz-und-tierwohl-videos*

73 Eine derart umfassende Kennzeichnungen sind zwar noch nicht gesetzlich verpflichtend, aber bereits weit verbreitet – auch in unseren Nachbarländern.

74 Bundesministerium für Arbeit, Soziales, Gesundheit, Pflege und Konsumentenschutz (o. J.). *Lebensmittelkontrolle* [Webseite]. Abgerufen am 21. Juni 2025 von https://www.verbrauchergesundheit.gv.at/Lebensmittel/lebensmittelkontrolle/lm_kontrolle.html

## 8. Landwirte sind Fachkräfte

Die romantische Vorstellung vom Bauern mit Heugabel und Gummistiefel hat mit der Realität moderner Landwirtschaft wenig zu tun. Wer heute einen Hof betreibt, ist Unternehmer, Techniker, IT-Fachmann, Betriebswirt und Tierarzt in Personalunion. Die Anforderungen sind enorm gestiegen und damit auch die Ausbildung. Landwirtschaftliche Fachschulen, Meisterausbildungen, Agrarstudiengänge, der Nachwuchs ist heute exzellent geschult. Förderungen und Vorschriften setzen oft einen einschlägigen Ausbildungsnachweis voraus, zudem wächst der Betrieb mit den Anforderungen. Großbetriebe erfordern Managementfähigkeiten, strategische Planung, Investitionskompetenz. Gleichzeitig braucht es Fingerspitzengefühl im Umgang mit Tieren, Kenntnis über Pflanzenbau, Wetter, Markt und Technik. Kurzum: Der Landwirt von heute ist ein hochqualifizierter Allrounder und verdient Respekt, nicht Misstrauen. In einer Gesellschaft, die sich von der realen Nahrungsproduktion immer weiter entfernt, wird das Wissen um deren Bedeutung zur Rarität. Wer Lebensmittel mit eigener Hand erzeugt, hat mehr Ahnung als fünf Influencer mit Selfie-Stick im Biosupermarkt.

## 9. Fleischqualitäten sind genormt und werden genau kontrolliert

Fleisch ist nicht gleich Fleisch, die Qualität entscheidet. Und diese wird nicht nur durch Geschmack subjektiv wahrgenommen, sondern objektiv gemessen: pH-Wert, Farbe, Wasserbindung, Marmorierung, Fleischigkeit, Fettabdeckung, alles messbar. Die europäische Union hat dafür Handelsklassen eingeführt, die je nach Tierart unterschiedlich ausfallen. Rinder beispielsweise werden nach der EUROP-Klassifikation bewertet, Schweine nach Muskelfleischanteil. Das ist kein Luxus, sondern notwendig, weil Qualitätsfleisch höhere Preise erzielt, sowohl für den Landwirt als auch für den Handel. Der Verbraucher wiederum profitiert von transparenter Auszeichnung und kann bewusst auswählen. Und während der Fleischverarbeiter bemüht ist, möglichst hohe Standards zu liefern, wirft die vegane Industrie alles in einen Topf: Erbsenprotein, Aromen, Bindemittel, Zusatzstoffe. Hauptsache vegan. Die Fleischqualität hingegen ist das Ergebnis aus guter Zucht, richtiger

Fütterung, artgerechter Haltung und stressfreier Schlachtung. Alles Faktoren, die kontrolliert, dokumentiert und am Ende auch honoriert werden.[75]

## 10. Nutztierhaltung ist ein wichtiger Erwerbszweig

Die Tierhaltung ist nicht nur moralisch und ökologisch verteidigbar, sie ist auch ein bedeutender Wirtschaftsfaktor. Fast die Hälfte des landwirtschaftlichen Produktionswerts der EU basiert auf tierischer Erzeugung. Allein in Österreich generieren Fleisch-, Milch- und Eierwirtschaft Milliardenumsätze. Doch damit nicht genug: Vor- und nachgelagerte Sektoren, von Stallbau über Futtermittelindustrie, Veterinärwesen, Lebensmittelverarbeitung bis hin zum Einzelhandel, hängen direkt davon ab. Das schafft Arbeitsplätze, sichert ländliche Regionen und versorgt Millionen Menschen mit hochwertigen Lebensmitteln. Veganer mögen von der Abschaffung der Tierhaltung träumen, in der Realität würde dies ganze Wirtschaftszweige vernichten, Infrastruktur entwerten und den sozialen Frieden gefährden. Und auch hier gilt: Der Wohlstand, den wir heute genießen, fußt nicht zuletzt auf einer stabilen, leistungsfähigen Landwirtschaft. Tierhaltung ist nicht nur Bauernhof, sie ist Teil des Rückgrats unserer Volkswirtschaft.

## 11. Nutztierhaltung prägt unser Landschaftsbild

Die europäische Kulturlandschaft ist ohne Nutztierhaltung schlicht undenkbar. Jahrhunderte der bäuerlichen Bewirtschaftung haben nicht nur Felder, Wiesen und Almen hervorgebracht, sondern auch ganze Regionen geformt, landschaftlich, wirtschaftlich und kulturell. Die Milchkühe auf den Weiden des Salzkammerguts, die Schafherden in den Hügeln der Toskana, die Ziegen in den Olivenhainen Grie-

---

75 Österreichischer Fachverband Küche (OEFK) (o. J.). *OEFK – Österreichischer Fachverband Küche* [Webseite]. Abgerufen am 21. Juni 2025 von https://www.oefk.at/

chenlands, sie alle sind nicht nur landwirtschaftlich von Bedeutung, sondern auch „landschaftserhaltende Maßnahmen mit vier Beinen". Beweidung verhindert das Verbuschen von Flächen, erhält die Biodiversität, fördert die Humusbildung und schützt vor Erosion. Wo Tiere weiden, entsteht Artenvielfalt, nicht nur auf dem Teller, sondern auch in der Wiese.

Dazu kommt der kulturelle Aspekt: Regionale Spezialitäten wie Tiroler Speck, Parmaschinken, Feta oder Emmentaler sind nicht einfach nur Produkte, sondern Ausdruck einer jahrhundertealten Verbindung von Mensch, Tier und Landschaft. Es sind kulinarische Zeugen gelebter Tradition, die auch touristisch vermarktet werden. Ohne Tierhaltung gäbe es keinen Almsommer, keine Genussregionen, keine Hofläden. Die vielzitierte grüne Idylle der Alpen lebt nicht vom veganen Müsliriegel, sondern vom Kuhglockengeläut. Wer also glaubt, Tierhaltung sei ein Auslaufmodell, der sollte einmal im Frühling zur Almauftrieb-Feier oder zum Bauernmarkt gehen und sehen, wie tief verankert diese Lebensform in unserem europäischen Kulturerbe ist.[76]

## 12. Keine Kreislaufwirtschaft ohne (Klein)Tiere

Wenn von nachhaltiger Landwirtschaft die Rede ist, führt kein Weg an den Nutztieren vorbei. Sie schließen den Kreislauf, den der rein pflanzenbasierte Anbau niemals alleine schaffen könnte. Gülle und Mist sind kein Abfall, sondern wertvoller Dünger, der den Boden mit organischer Substanz und Nährstoffen versorgt. Gleichzeitig werden viele Nebenprodukte aus der Pflanzenproduktion sinnvoll verwertet, von Rapskuchen bis Biertreber, von Trockenschnitzeln bis Maisspindeln. Der Wiederkäuer macht's möglich: Er verwandelt Unverwertbares in Wertvolles. Ohne ihn wären diese Stoffströme ungenutzt oder müssten teuer entsorgt werden.

---

76 CIPRA International. (2020, 14. Dezember). Landschaft und Landwirtschaft [Positionspapier–Alpine Landschaft ist nicht erneuerbar]. Abgerufen am 21. Juni 2025 von https://www.cipra.org/de/dossiers/natur-und-mensch/positionspapier-landschaft/landschaft-und-landwirtschaft

Und dann wäre da noch das liebe Kleinvieh. Hühner, Kaninchen, Enten, Bienen. Sie alle sind unverzichtbare Helfer im natürlichen Kreislauf. Besonders die Biene steht dabei symbolisch für die enge Verflechtung von Landwirtschaft, Ökologie und Ernährung. Sie ist nicht nur Honiglieferant, sondern auch tragende Säule im Obst- und Gemüsebau. Ohne ihre Bestäubung würden viele Kulturen schlicht nicht existieren. Der Honig, den sie liefert, ist ein Paradebeispiel regionaler, nachhaltiger Lebensmittelproduktion. Naturbelassen, unverfälscht und klimafreundlich. Eine ehrliche Süße, weit entfernt von den künstlich gewonnenen Ersatzstoffen der veganen Süßwarenindustrie.

Wer also glaubt, nachhaltige Landwirtschaft funktioniere auch ohne Tiere, verkennt die Realität. Ohne Tierhaltung kippt der natürliche Kreislauf, und am Ende bleibt ein Agrarsystem zurück, das nur noch auf fossilen Düngern, Importen und künstlichen Zusätzen basiert. Tiere sind Teil des Systems. Ökologisch, wirtschaftlich und gesellschaftlich. Und das nicht erst seit gestern, sondern seit Anbeginn der Zivilisation.

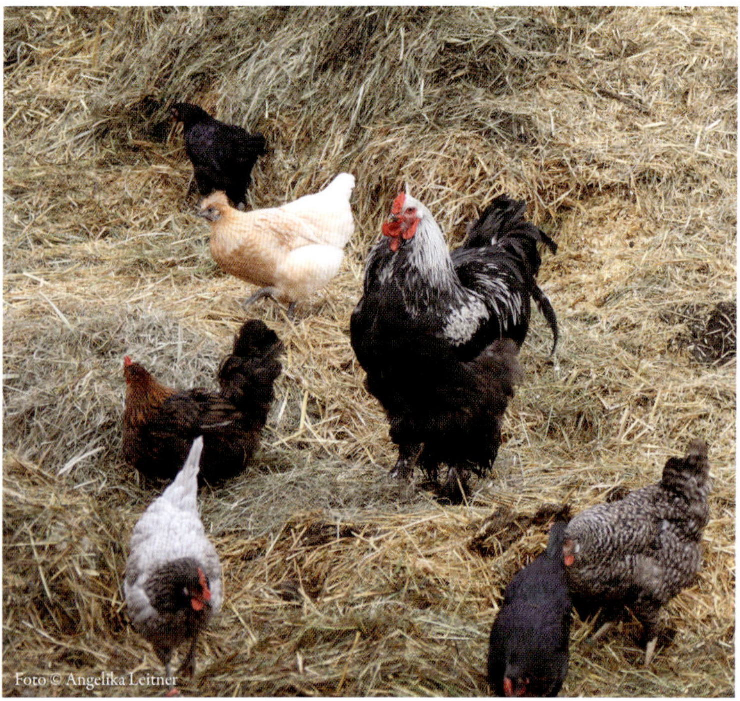

# DIE INDUSTRIE ALS LENKER UNSERER WERTE

Jeder Mensch trägt Verantwortung. Für sein Tun und Handeln, für sein Leben und seine Umwelt. Verantwortung ist kein Schlagwort, kein politisches Statement und keine PR-Kampagne, sondern eine innere Haltung, die unser Dasein prägt – oder eben nicht. Auf der Suche nach dem rechten Weg lohnt sich der Blick aufs Land. Dort, wo noch geackert wird, wo Lebensmittelerzeugung kein Industriezweig, sondern eine Lebensaufgabe ist. Dort, wo Generationen von Bauern über Jahrhunderte hinweg nachhaltig gewirtschaftet haben, nicht aus Marketinggründen, sondern weil sie wussten: Der Boden, den ich heute nutze, soll morgen noch meine Kinder ernähren. Verantwortung für Grund und Boden, für Tier und Pflanze, für Hof und Familie.

In Zeiten, in denen man sich seine Werte bei TikTok zusammenscrollt und Haltung durch Likes ersetzt wird, wirkt dieser bäuerliche Pragmatismus fast schon wie ein Relikt. Dabei ist er aktueller denn je. Gerade in entbehrungsreichen Zeiten waren es unter anderem die Bauern, die durchhielten, die nicht jammerten, sondern anpackten. Charakterstärke, Mut, Durchhaltevermögen; das waren Tugenden. Heute heißen die Vorbilder „Content Creator", und die tägliche Herausforderung ist nicht mehr die Ernte, sondern der Algorithmus.

## Eigenverantwortung? Ein Relikt der Vergangenheit

Wo also sind sie hin, die Verantwortungsträger? Die starken Persönlichkeiten, die Rückgrat zeigten, wenn es unbequem wurde? Sie wurden ersetzt durch eine Gesellschaft, die Verantwortung lieber outsourct. An Politik, an Industrie, an Apps und Avatare. Selbstbestimmung wurde abgewählt.

Gerade die Pandemie hat gezeigt, wie leicht Menschen zu steuern sind, wenn Angst das Steuer übernimmt. Wie rasch wir bereit sind, das Denken auszulagern und die Verantwortung abzugeben gegen das trügerische Versprechen von Sicherheit und Zugehörigkeit.

Die Industrie hat das längst erkannt. Sie lenkt nicht nur die Landwirtschaft, sondern auch unsere Essgewohnheiten, unser Konsumverhalten, unsere Moral. Sie kocht unser Essen und damit unser Hirn weich. Sie gibt den Ton an in der Gesellschaft, in der Wirtschaft, in der Politik. Und wir? Wir laufen wie dressierte Schafe hinterher, ohne zu hinterfragen, ohne zu reflektieren. Wer es dennoch wagt, kritisch zu denken, wird an den Rand gedrängt, etikettiert, pathologisiert. Als „Schwurbler", „Rechter" oder „Aluhut" abgestempelt. Früher hat man sie Querdenker genannt, heute genügt schon ein abweichender Gedanke, um aus dem System zu fallen.

Es fehlt an Bodenständigkeit. An Hausverstand. An einer gewissen natürlichen Erdung, die uns in einer überdrehten Welt Halt gibt. Wer sich und seiner Umwelt bewusst ist, wer neugierig bleibt und wissbegierig, wer das Alte achtet und das Neue prüft, der wird den Weg finden. Nicht entlang der ausgeleuchteten Highway-Spuren des Mainstreams, sondern auf dem schmalen, aber ehrlichen Pfad zurück zur Natur.

Nicht Veganismus ist die Antwort auf unsere gesellschaftlichen Herausforderungen, sondern der wertschätzende Umgang mit dem, was uns umgibt. Mit dem, was wächst, was lebt und was stirbt, um uns zu nähren. Fleisch gehört dazu. Es ist kein Verbrechen, sondern ein Geschenk der Natur, sofern wir es mit Respekt behandeln. Wer regional, biologisch und nachhaltig isst, darf ruhigen Gewissens genießen. Die Natur gibt, und wir dürfen nehmen, solange wir nicht vergessen zu danken. Biologische Landwirtschaft steht für Tierwohl, artgerechte Haltung und leidfreies Schlachten, ein Ideal, dem man sich annähern kann. Und sollte.

Tierische Produkte sind kein Anachronismus, sondern der rote Faden, der sich durch unsere Geschichte zieht. Sie sind Bestandteil unserer Vergangenheit, Teil unserer Gegenwart, und sie werden unsere Zukunft prägen. Auch wenn vegane Trends das Gegenteil suggerieren. Die Fleischeslust ist kein Marketingkonstrukt, sondern tief in unserer Biologie verankert. Eine vegane Welt wäre eine Utopie, geboren aus der Illusion, den Menschen von sich selbst befreien zu können. Doch das Tier im Menschen lässt sich nicht so leicht abschaffen, es ist Teil unserer Natur.

Wer also in einem rosaroten Ponyhofidyll leben will, der mag das träumen. Doch die Realität ist komplexer, widersprüchlicher, ehrlicher. Und genau dort, zwischen Traktor und Trog, zwischen Ackerfurche und Almhütte, liegt der wahre Weg. Nicht ideologisch, sondern instinktiv. Nicht fanatisch, sondern vernünftig. Nicht laut, sondern leise. Eine Ernährung mit Verantwortung. Für sich selbst. Für andere. Für die Welt.

# LITERATURVERZEICHNIS


Beck, R. (2018, 2. November). *Anorexie und Veganismus haben Gemeinsamkeiten. TagesWoche*. Abgerufen am 21. Juni 2025 von https://tageswoche.ch/form/interview/anorexie-und-veganismus-haben-gemeinsamkeiten/index.html

Beyond Meat, Inc. (2025, 7. Mai). Q1 2025: Umsatzrückgang von 9,1 % auf 68,7 Mio USD; Rückzug der Jahresprognose, Aktien 33 % im Minus YTD. *Nasdaq via Quiver Quantitative*. Abgerufen am 21. Juni 2025 von https://www.nasdaq.com/articles/beyond-meat-reports-q1-2025-revenue-decline-and-announces-100-million-secured-financing

brutkasten (2023, 31. Juli). *Fleischloserei: Österreichs erste vegane „Fleischerei" musste schließen*. Abgerufen am 21. Juni 2025 von https://brutkasten.com/artikel/fleischloserei-muss-schliessen

Bundesamt für Lebensmittelsicherheit und Veterinärwesen (BLV) (o. J.). *Zuckerreduktion in verarbeiteten Lebensmitteln*. Abgerufen am 21. Juni 2025 von https://www.blv.admin.ch/blv/de/home/lebensmittel-und-ernaehrung/ernaehrung/produktzusammensetzung/zuckerreduktion.html

Bundesministerium für Arbeit, Soziales, Gesundheit, Pflege und Konsumentenschutz (o. J.). *Lebensmittelkontrolle*[Webseite]. Abgerufen am 21. Juni 2025 von https://www.verbrauchergesundheit.gv.at/Lebensmittel/lebensmittelkontrolle/lm_kontrolle.html

CIPRA International (2020, 14. Dezember). *Landschaft und Landwirtschaft* [Positionspapier – Alpine Landschaft ist nicht erneuerbar]. Abgerufen am 21. Juni 2025 von https://www.cipra.org/de/dossiers/natur-und-mensch/positionspapier-landschaft/landschaft-und-landwirtschaft

Demokratiewebstatt (o. J.). *Heilige Kühe und ein ewiger Kreislauf – der Hinduismus*. Abgerufen am 21. Juni 2025 von https://www.demokratiewebstatt.at/thema/thema-religion-und-glaube/die-fuenf-weltreligionen/heilige-kuehe-und-ein-ewiger-kreislauf-der-hinduismus

Donau Soja (o. J.). *Donau Soja – Für eine nachhaltige, europäische und gentechnikfreie Eiweißversorgung* [Webseite]. Abgerufen am 21. Juni 2025 von https://www.donausoja.org/

EHI Retail Institute (o. J.). *Sortimentsbreitenerhebung: Das Warensortiment der Supermärkte – Entwicklungen von 2009 bis 2022.* Abgerufen am 21. Juni 2025 von https://www.handelsdaten.de/handelsthemen/sortimentsbreitenerhebung

Europäisches Parlament (2020, 10. Juli). *EU-Gesetze für Tierschutz und Tierwohl (Videos)* [Webseite]. Abgerufen am 21. Juni 2025 von https://www.europarl.europa.eu/topics/de/article/20200624STO81911/eu-gesetze-fur-tierschutz-und-tierwohl-videos

European Commission – Representation in Germany (2023, 19. Januar). *Insekten in Lebensmitteln – Die Fakten*. Abgerufen am 21. Juni 2025 von https://germany.representation.ec.europa.eu/insekten-lebensmitteln-die-fakten_de

European Parliament (2023, 19. April). *Parliament adopts new law to fight global deforestation* [Press release]. Abgerufen am 21. Juni 2025 von https://www.europarl.europa.eu/news/de/press-room/20230414IPR80129/parlament-nimmt-neues-gesetz-zur-bekampfung-der-weltweiten-entwaldung-an

European Parliament (o. J.). *Das tut die EU für mich – Vegetarische und vegane Ernährung (E02).* Abgerufen am 21. Juni 2025 von https://what-europe-does-for-me.europarl.europa.eu/de/social/E02

Fairtrade Österreich (o. J.). *Fairtrade – für fairen Handel und bessere Lebensbedingungen* [Webseite]. Abgerufen am 21. Juni 2025 von https://www.fairtrade.net/at-de.html

Falstaff (2020, 12. August). *Wiener Startup entwickelt Lachs aus dem 3D-Drucker.* Abgerufen am 21. Juni 2025 von https://www.falstaff.com/at/news/wiener-startup-entwickelt-lachs-aus-dem-3d-drucker

Falstaff (o. J.). *Sieben vegane FoodTrends für 2024.* Abgerufen am 21. Juni 2025 von https://www.falstaff.com/at/news/sieben-vegane-food-trends-fuer-2024

Fischer, F., & Nierula, F. (2019). *Der Palmöl-Kompass: Hintergründe, Fakten und Tipps für den Alltag* (1. Aufl.). München: oekom Verlag. ISBN 978-3-96238-106-6

GEO (2022, 25. Januar). *Klimabilanz von Haustieren: Eine Tonne $CO_2$ pro Jahr und Hund.* Abgerufen am 21. Juni 2025 von https://www.geo.de/natur/nachhaltigkeit/klimabilanz-von-haustieren--eine-tonne-co2-pro-jahr-und-hund-31568480.html

Hofstädter (o. J.). *Nährstoffe im Fleisch: Die 5 wichtigsten Fakten* [Webseite]. Abgerufen am 21. Juni 2025 von https://www.hofstädter.at/naehrstofffe-fleisch-die-5-wichtigsten-fakten/

Holzer, S. (2004). *Der Agrar-Rebell* (9. Aufl.). Graz: Leopold Stocker Verlag.

Holzer, S. (2011). *Sepp Holzers Permakultur: Praktische Anwendung für Garten, Obst und Landwirtschaft* (2. Aufl.). Graz: Leopold Stocker Verlag.

Holzer, S. (2013). *Wüste oder Paradies: Von der Renaturierung bedrohter Landschaften über Aqua-Kultur und Biotop-Aufbau bis zum Urban Gardening* (4. Aufl.). Graz: Leopold Stocker Verlag.

*Ja! Natürlich (o. J.). Ja! Natürlich – Die Bio-Marke mit Verantwortung. Abgerufen am 21. Juni 2025, von https://www.janatuerlich.at/*

Klimaschutz-Portal der Luftfahrt (o. J.). *$CO_2$-Rechner.* Abgerufen am 21. Juni 2025 von https://www.klimaschutz-portal.aero/info-terminal/co2-rechner/

Krameterhof (o. J.). *Krameterhof – Holzer Permakultur in Salzburg* [Webseite]. Abgerufen am 21. Juni 2025 von https://krameterhof.at/

Kreiszeitung (2021, 26. März). *„Wilgan" – Veganer-Jägerin isst Fleisch, wenn sie das Tier selbst getötet hat. Kreiszeitung – Lokales Niedersachsen.* Abgerufen am 21. Juni 2025 von https://www.kreiszeitung.de/lokales/niedersachsen/wilgan-veganer-jaegerin-isst-fleisch-wenn-sie-tiere-selbst-getoetet-hat-szrn-zr-91189162.html

Landwirtschaftskammer Niederösterreich (2025, 2. Mai). NÖ Wildbretpreise Woche 18/2025. Abgerufen am 21. Juni 2025 von https://www.lko.at/n%C3%B6-wildbretpreise-woche-18-2025+2400+3635323

Landwirtschaftskammer Oberösterreich (2025, 21. März). Milchpreisvergleich OÖ 2024. Abgerufen am 21. Juni 2025 von https://ooe.lko.at/milchpreisvergleich-o%C3%B6-2024+2400+4237330

Landwirtschaftskammer Österreich (o. J.). Die Entwicklung der Agrarstruktur in Österreich seit den 1950-er Jahren. Abgerufen am 21. Juni 2025 von https://www.lko.at/die-entwicklung-der-agrarstruktur-in-%C3%B6sterreich-seit-den-1950-er-jahren+2400+3945305

Leitzmann, C. (2018). *Veganismus: Grundlagen, Vorteile, Risiken* (C. H. Beck Wissen, Band 2885). München: C. H. Beck. ISBN 9783406726842

Mälzer, T. (2018). *Neue Heimat: Kochbuch. Mit über 100 Rezepten, in hochwertiger Ausstattung mit Leineneinband und Goldfolienprägung* (Originalausgabe). München: Mosaik Verlag. ISBN 9783442393381

Max-Planck-Institut für Bildungsforschung (2015, 30. Oktober). *Unstatistik des Monats: Wursthysterie – die WHO warnt vor Darmkrebsrisiko durch Wurstkonsum.* Abgerufen am 21. Juni 2025 von https://www.mpib-berlin.mpg.de/unstatistik-fleischkonsum-erhoeht-darmkrebsrisiko

National Geographic Deutschland (2021, Oktober). *Fleisch aus dem Labor: Ist das unsere Zukunft?* Abgerufen am 21. Juni 2025 von https://www.nationalgeographic.de/wissenschaft/2021/10/fleisch-aus-dem-labor-ist-das-unsere-zukunft

Nationalrat der Republik Österreich (2022, 10. Februar). *Stenographisches Protokoll der 96. Sitzung der XXIV. Gesetzgebungsperiode.* Abgerufen am 21. Juni 2025 von https://www.parlament.gv.at/dokument/XXIV/NRSITZ/96/fnameorig_211492.html

NDR (o. J.). *Xenotransplantation: Tiere als Organspender.* Abgerufen am 21. Juni 2025 von https://www.ndr.de/ratgeber/gesundheit/Xenotransplantation-Tiere-als-Organspender,organspende714.html

Österreichischer Fachverband Küche (OEFK) (o. J.). *OEFK – Österreichischer Fachverband Küche* [Webseite]. Abgerufen am 21. Juni 2025 von https://www.oefk.at/

Parlament Österreich (2011). *Antwort auf die parlamentarische Anfrage Nr. 7776/J* (XXIV. GP). Abgerufen am 21. Juni 2025 von https://www.parlament.gv.at/gegenstand/XXIV/J/7776

Parlament Österreich (2011). *Wortprotokoll 96. Sitzung des Nationalrates XXIV. GP.* Abgerufen am 21. Juni 2025 von https://www.parlament.gv.at/dokument/XXIV/NRSITZ/96/fnameorig_211492.html

Parlament Österreich (2017, 29. Juni). *Glyphosat: Nationalrat spricht sich für Verbot aus* [Presseaussendung]. Abgerufen am 21. Juni 2025 von https://www.parlament.gv.at/aktuelles/pk/jahr_2017/pk0894

Parlament Österreich (2017, 5. Juli). *Steinbichler: Nationalrat ist für das Volk da* [Parlamentskorrespondenz Nr. 894]. Abgerufen am 21. Juni 2025 von https://www.parlament.gv.at/aktuelles/pk/jahr_2017/pk0894

Purazell GmbH. (2025, 18. Juni). *Omega 3 für Veganer: Warum 70 % an einem Mangel leiden!* Abgerufen am 21. Juni 2025 von https://purazell.de/blog/omega-3-fuer-veganer/

Purazell GmbH. (2025, 18. Juni). *Omega 3 für Veganer: Warum 70 % an einem Mangel leiden!* [Blogartikel]. Abgerufen am 21. Juni 2025 von https://purazell.de/blog/omega-3-fuer-veganer/

Republik Österreich – Bundeskanzleramt (2004, 10. März). *Verordnung der Bundesministerin für Gesundheit und Frauen über die Mindestanforderungen für die Haltung von Pferden und Pferdeartigen, Schweinen, Rindern, Schafen, Ziegen, Schalenwild, Lamas, Kaninchen, Hausgeflügel, Straußen und Nutzfischen* [1. Tierhaltungsverordnung; BGBl. II Nr. 485/2004; Fassung vom 21. November 2012]. Abgerufen am 21. Juni 2025 von https://www.ris.bka.gv.at/GeltendeFassung.wxe?Abfrage=Bundesnormen&Gesetzesnummer=20003820

Rettet den Regenwald e. V. (2012, 22. Juni). *Deutsche Bank bringt Abholzung an die Börse* [Online-Petition]. Abgerufen am 21. Juni 2025 von https://www.regenwald.org/petitionen/878/deutsche-bank-bringt-abholzung-an-die-boerse

Rittenau, N., Schönfeld, P., & Winters, E. (2021). *Vegan ist Unsinn! Populäre Argumente gegen den Veganismus im wissenschaftlichen Faktencheck*. Hilden: Becker Joest Volk Verlag.

Rothenberg, C. (2025, 10. Februar). *Fleischkonsum stabilisiert sich, Vegan-Trend lässt nach. Tagesspiegel Background*. Abgerufen am 21. Juni 2025 von https://background.tagesspiegel.de/agrar-und-ernaehrung/briefing/fleischkonsum-stabilisiert-sich-vegan-trend-laesst-nach

Saischegg, E. (2021, August). *Natürliche und künstliche Süßstoffe als Zuckeralternative für eine kalorienreduzierte Ernährung* (Diplomarbeit, Universität Graz). Abgerufen über urn:nbn:at:at-ubg:1-169951

Silberner Bruch e. V. (2016, Oktober). *Jagen & Töten aus vernünftigem Grund* (2. überarb. Aufl.). Abgerufen am 21. Juni 2025 von https://www.silbernerbruch.org/wp-content/uploads/2016/10/SB-Brosch%C3%BCre-Jagen-T%C3%B6ten-aus-vern%C3%BCnftigem-Grund-2.-Endfassung.pdf

Sonnentor Kräuterhandels GmbH. (o. J.). *Sonnentor – Kräuter, Gewürze & Tees aus 100 % kontrolliert biologischem Anbau*. Abgerufen am 21. Juni 2025 von https://www.sonnentor.com/de-at

Statista (n.d.). *Vegetarier und Veganer in Österreich nach soziodemografischen Merkmalen* [Infografik]. Abgerufen am 21. Juni 2025 von https://de.statista.com/infografik/10875/vegetarier-und-veganer-in-oesterreich-nach-soziodemografischen-merkmalen/

Statista (o. J.). *Heimtiernahrung in Österreich – Umsatz und Prognose*. Abgerufen am 21. Juni 2025 von https://de.statista.com/outlook/cmo/lebensmittel/heimtiernahrung/oesterreich

Statista (o. J.). *Weizenernte in Österreich*. Abgerufen am 21. Juni 2025 von https://de.statista.com/statistik/daten/studie/287741/umfrage/weizenernte-in-oesterreich/

Ulfkotte, U. (2012). *Mein Feld, mein Wald, mein Teich: Handbuch für die traditionelle Krisenvorsorge*. Rottenburg: Kopp Verlag. ISBN 9783864450297

Ulfkotte, U. (2016). *Was Oma und Opa noch wussten: So haben unsere Großeltern Krisenzeiten überlebt*. Rottenburg: Kopp Verlag. ISBN 9783864452201

Ulrich, V. (2017, 8. August). *So verpesten unsere Hunde und Katzen die Umwelt*. *WELT*. Abgerufen am 21. Juni 2025 von https://www.welt.de/kmpkt/article167384583/So-verpesten-unsere-Hunde-und-Katzen-die-Umwelt.html

*Vegan.at. (o. J.). Produkte. Abgerufen am 21. Juni 2025 von https://www.vegan.at/produkte*

velivery (o. J.). Veganes Europa in Statistiken. Abgerufen am 21. Juni 2025 von https://www.velivery.com/de/v-story/veganes-europa-in-statistiken.html

Wikipedia (2024, 5. Juni). Reismilch. Abgerufen am 21. Juni 2025 von https://de.wikipedia.org/wiki/Reismilch

Wikipedia (n.d.). *Brust oder Keule*. In *Wikipedia*. Abgerufen am 21. Juni 2025 von https://de.wikipedia.org/wiki/Brust_oder_Keule

Wikipedia (n.d.). *Claus Hipp*. In *Wikipedia*. Abgerufen am 21. Juni 2025 von https://de.wikipedia.org/wiki/Claus_Hipp

Wikipedia (n.d.). *Speiseinsekt*. In *Wikipedia*. Abgerufen am 21. Juni 2025 von https://de.wikipedia.org/wiki/Speiseinsekt

Wilke, S. (2023). *Käse und Käsealternativen – Wohin entwickelt sich die Milchwirtschaft?* (Projektarbeit, St. Galler Forschungsverbund, St. Gallen Business School). Abgerufen am 21. Juni 2025 von https://sgbs.ch/wp-content/uploads/SGBS_Projektarbeit-SWilke.pdf

WWF Deutschland (o. J.). *Palmöl: Einer der wichtigsten Rohstoffe der Welt*. Abgerufen am 21. Juni 2025 von https://www.wwf.de/themen-projekte/landwirtschaft/produkte-aus-der-landwirtschaft/palmoel

Zentrum der Gesundheit (o. J.). *Aspartam: Ein Süßstoff mit Nebenwirkungen*. Abgerufen am 21. Juni 2025 von https://www.zentrum-der-gesundheit.de/ernaehrung/lebensmittel/ungesunde-suessungsmittel/aspartam-suessstoff

ZZF – Zentralverband Zoologischer Fachbetriebe Deutschlands e.V. (o. J.). *Heimtiere in Deutschland: Marktdaten zur Heimtierpopulation 2024*. Abgerufen am 21. Juni 2025 von https://www.zzf.de/marktdaten/heimtiere-in-deutschland

# VIDEOVERZEICHNIS


ARD (2025, 16. Januar). *Past Forward: Vegan – Wie fing das an und muss das sein?* [Fernsehdokumentation]. In *Past Forward*. ARD. Abgerufen am 21. Juni 2025, von https://www.ardmediathek.de/video/past-forward/past-forward-vegan-wie-fing-das-an-und-muss-das-sein/ard/MTM0N2Q4OTAtNjU1YS00NDM0LTkyYmQtZTRjM2EwN2YyYWZi

ARTE Square (o. J.). *Vegan – Eine neue Ideologie?* [YouTube-Video]. YouTube. Abgerufen am 21. Juni 2025, von https://www.youtube.com/watch?v=ReJHoaiXamk

Funk, J., & Schmidt, J. (Regie), (2021). *Wen dürfen wir essen?* [Dokumentarfilm, 5 Teile]. Studio Funkfilm / ARTE.

Kobalt Productions GmbH. (2022). *ARTE Re: Mein Hund is(s)t vegan! – Fleischlose Tiernahrung* [Dokumentation]. In *ARTE Re.*, Produziert für ZDF/Arte von Claudia Bäckmann & Tobias Hochstöger. Abgerufen am 21. Juni 2025, von https://www.kobalt.de/portfolio-item/arte-re-mein-hund-isst-vegan-2022/

Laurent, M., & Dion, C. (Regie), (2015). *Tomorrow – Die Welt ist voller Lösungen* (*Demain*) [Dokumentarfilm]. Pandora Film.

Messinger, N. (Regie), (2016). *Hope for All: Unsere Nahrung – Unsere Hoffnung* [Dokumentarfilm]. mindjazz pictures.

Pierschel, M. (Regie), (2017). *The End of Meat – Eine Welt ohne Fleisch* [Dokumentarfilm]. Mindjazz Pictures.

# ÜBER DEN AUTOR

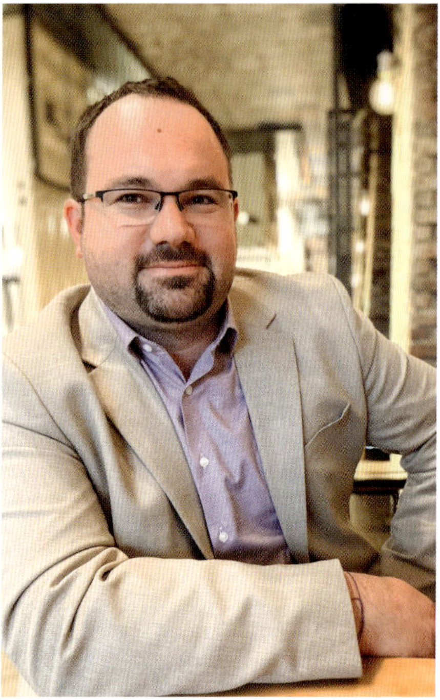

Matthias Schmiedberger ist Unternehmer, Netzwerker und Bildungsbegeisterter. Seine Wurzeln liegen im ländlichen Raum, wo er nicht nur die praktische Seite des Lebens kennengelernt, sondern auch Verantwortung übernommen hat. Für Menschen, für Betriebe, für regionale Entwicklung. Was ihn auszeichnet, ist das Zusammenspiel aus Bodenhaftung und intellektuellem Weitblick: Als Studierender der Rechtswissenschaften und der Geschichte bewegt er sich ebenso sicher im akademischen Diskurs wie im gesellschaftlichen Alltag.

Sein Interesse gilt dabei weniger der tagespolitischen Kulisse, sondern den übergeordneten Strukturen der Meta-Politik, den tektonischen Verschiebungen unserer Zeit, den kulturellen und wirtschaftlichen Kräften, die im Hintergrund wirken. Dabei verlässt er ausgetretene Pfade, stellt Fragen, wo andere Parolen dreschen, und verbindet historische Tiefenschärfe mit einem kritischen Blick auf aktuelle Trends.

Matthias Schmiedberger lebt und arbeitet zwischen Heimat und urbaner Welt, zwischen Handwerk und Hochschule, zwischen persönlicher Verantwortung und gesamtgesellschaftlicher Analyse. In „Alles Fleisch ist Gras“ bündelt er seine Erfahrungen, sein Wissen und seine Beobachtungen zu einem pointierten, manchmal polemischen, aber immer klar durchdachten Beitrag zur Ernährungsdebatte. Ohne Scheuklappen, ohne Belehrung, aber mit Haltung.